GUIDE PRATIQUE

SCIENTIFIQUE ET ADMINISTRATIF

DE

L'ÉTUDIANT EN MÉDECINE

OU

CONSEILS AUX ÉLÈVES

Sur la direction qu'ils doivent donner à leurs études,

SUIVI DES

RÈGLEMENTS UNIVERSITAIRES RELATIFS A L'ENSEIGNEMENT DE LA MÉDECINE
DANS LES FACULTÉS, LES ÉCOLES PRÉPARATOIRES,
ET DES CONDITIONS D'ADMISSION DANS LE SERVICE DE SANTÉ DE L'ARMÉE
ET DE LA MARINE ;

PAR EDMOND LANGLEBERT,

Docteur en médecine, Professeur particulier.

Il n'est pas plus permis à un médecin d'être
ignorant, qu'à un soldat d'être lâche.

Deuxième édition corrigée et augmentée.

A PARIS

CHEZ J.-B. BAILLIÈRE,

LIBRAIRE DE L'ACADÉMIE NATIONALE DE MÉDECINE
RUE HAUTEFEUILLE, 19.

A LONDRES, CHEZ H. BAILLIÈRE, 219, REGENT STREET,
A NEW-YORK, CHEZ H. BAILLIÈRE, 290, BROADWAY,
A MADRID, CHEZ C. BAILLY-BAILLIÈRE, CALLE DEL PRINCIPE, 11.

1852

GUIDE PRATIQUE

SCIENTIFIQUE ET ADMINISTRATIF

DE

L'ÉTUDIANT EN MÉDECINE.

Ouvrages de l'Auteur.

Tableau analytique des Substances chimiques minérales employées dans la médecine et dans les arts. 1 vol. in-18. Paris, 1840.

Réplique à M. Raspail, ou Examen de ses doctrines médicales. Broch. in-8. Paris, 1846.

L'Ether, ses effets anesthésiques sur l'homme et sur les animaux. Broch. in-12. Paris, 1848.

Etudes sur l'Alopécie. Broch. in-12. Paris, 1848.

Nouveau Guide pour la préparation au Baccalauréat ès sciences physiques. 1 vol. in-12. Paris, 1851.

Lettre adressée à l'Académie de médecine, contenant la formule d'un nouveau prophylactique de la syphilis, avec la relation des expériences faites pour en démontrer l'efficacité. In-8. Juillet 1851.

Enseignement préparatoire au Baccalauréat ès sciences physiques, au premier examen de fin d'année, et au troisième examen du doctorat en médecine, comprenant les sciences mathématiques, physiques et naturelles, fondé et dirigé par l'auteur, à Paris, rue de l'Odéon, n. 3.

Corbeil, Typographie de Crété.

GUIDE PRATIQUE

SCIENTIFIQUE ET ADMINISTRATIF

DE

L'ÉTUDIANT EN MÉDECINE

OU

CONSEILS AUX ÉLÈVES

Sur la direction qu'ils doivent donner à leurs études,

SUIVI DES

RÈGLEMENTS UNIVERSITAIRES RELATIFS A L'ENSEIGNEMENT DE LA MÉDECINE
DANS LES FACULTÉS, LES ÉCOLES PRÉPARATOIRES,
ET DES CONDITIONS D'ADMISSION DANS LE SERVICE DE SANTÉ DE L'ARMÉE
ET DE LA MARINE ;

PAR EDMOND LANGLEBERT,

Docteur en médecine, Professeur particulier.

Il n'est pas plus permis à un médecin d'être
ignorant, qu'à un soldat d'être lâche.

Deuxième édition corrigée et augmentée

A PARIS

CHEZ J.-B. BAILLIÈRE,

LIBRAIRE DE L'ACADÉMIE NATIONALE DE MÉDECINE,
RUE HAUTEFEUILLE, 19,

A LONDRES, CHEZ H. BAILLIÈRE, 219, REGENT STREET,
A NEW-YORK, CHEZ H. BAILLIÈRE, 290, BROADWAY.
A MADRID, CHEZ C. BAILLY-BAILLIÈRE, CALLE DEL PRINCIPE, 11.

—

1852

PRÉFACE.

—

Depuis la publication de la première édition de cet ouvrage, des modifications importantes ont eu lieu dans l'enseignement médical. De nouveaux professeurs ont été nommés aux chaires officielles de médecine opératoire, de clinique chirurgicale et de pathologie interne; l'enseignement libre a subi également des changements notables dans son personnel; la littérature médicale s'est enrichie d'un grand nombre d'ouvrages remarquables; les hôpitaux militaires d'instruction ont été supprimés, et à leur place, une école provisoire d'application a été instituée au Val - de - Grâce. Nous avons dû, en conséquence, remanier presque entièrement cette édition nouvelle, pour qu'elle présentât le tableau complet de l'enseignement actuel de la médecine et des règlements universitaires qui le concernent.

Mais là ne se sont pas bornés nos efforts pour rendre ce livre utile aux jeunes gens qui se destinent à la médecine. Nous avons revu avec le plus grand soin tous les chapitres qui traitent des sciences accessoires et médicales proprement dites, et nous avons ajouté aux indications que contenait déjà la première édition, des préceptes nombreux pour l'étude des diverses branches de la médecine. C'est ainsi que l'on trouvera, pour les sciences mathématiques, physiques et naturelles, pour la botanique rurale, pour l'anatomie, pour la médecine opératoire, etc., des conseils pratiques et entièrement nouveaux.

Pour éviter au jeune docteur l'embarras dans le choix des livres et des instruments de chirurgie qui doivent composer sa bibliothèque et son arsenal de médecin praticien, nous avons composé un chapitre spécial, dans lequel il trouvera des indications puisées à bonne source, qui le guideront dans l'achat des ouvrages et des instruments utiles à sa pratique journalière. Pour le médecin de campagne, obligé de préparer et de débiter les médicaments qu'il prescrit, nous avons donné la liste des ustensiles et des substances médicinales qui doivent composer sa petite pharmacie.

Les élèves qui se préparent au concours de l'externat dans les hôpitaux trouveront, indépendamment des formalités à remplir, la liste de toutes les questions d'anatomie et de chirurgie posées par le jury et recueillies dans un grand nombre de concours précédents. Cette liste, à défaut d'un programme officiel que l'administration n'a pas cru devoir publier, leur sera d'une grande utilité pour s'exercer aux épreuves du concours.

Enfin, pour les élèves qui se destinent au service de santé des armées de terre et de la marine, nous avons placé à la fin de ce livre deux chapitres, dans lesquels ils trouveront tous les renseignements dont ils ont besoin et qui n'existent actuellement dans aucun autre ouvrage.

Telles sont les améliorations que nous avons apportées à cette seconde édition d'un livre dont le temps a démontré l'utilité.

Paris, 24 octobre 1851.

INTRODUCTION.

Les auteurs qui jusqu'ici ont publié des ouvrages de cette nature se sont bornés à reproduire simplement les lois, statuts, ordonnances,
etc., concernant l'étude de la médecine; et cela
sans ordre, sans méthode, sans critique. Il en est
résulté que, loin d'atteindre leur but, c'est-à-dire
de *guider* les élèves dans les dédales bureaucra-
tiques des Facultés, ils n'ont fait qu'augmenter
leurs incertitudes en leur mettant sous les yeux
des livres où se trouvaient placés pêle-mêle des
règlements surannés et tombés en désuétude,
avec les ordonnances nouvelles actuellement en
vigueur.

Mais dans l'hypothèse où les défauts que je
signale n'existeraient pas, où ces livres seraient

ordonnés avec intelligence, ils ne répondraient point encore aux exigences de leur titre ; car ce qu'il faut à l'élève pour diriger ses pas dans la carrière des études médicales, c'est bien moins la connaissance des règlements administratifs, qu'au besoin il peut prendre partout ailleurs, qu'une appréciation indépendante et juste des choses et des hommes avec lesquels il va se trouver tous les jours en contact. Ce qu'il lui faut, ce sont des *conseils* pratiques sur la direction qu'il doit donner à ses études, sur les cours qu'il doit suivre, les cliniques qu'il doit fréquenter, les livres qu'il doit lire, en un mot, sur la marche qu'il doit imprimer à ses travaux, pour parvenir heureusement au résultat qu'il s'est proposé d'atteindre. C'est une vérité vulgaire, en effet, que les plus généreux efforts, l'application la plus soutenue, les intentions les meilleures avortent fréquemment, s'ils manquent de la méthode, qui est pour l'intelligence ce que le levier est pour les forces physiques.

Cette vérité s'applique surtout à l'étude de la médecine.

Dans ce vaste répertoire de presque toutes les connaissances humaines ; dans cette science une et multiple à la fois, hérissée partout de difficultés sans nombre ; au milieu d'un enseignement hétérogène comme celui de nos Facultés, de cette mul-

titude de cours, de cliniques; de ces amphithéâtres
trop souvent transformés en arènes où viennent se
heurter les doctrines les plus opposées, où s'agi-
tent les passions des hommes autant que les intérêts de la science, comment l'élève pourra-t-il,
dans son inexpérience, distinguer ce qui lui convient de ce qu'il faut éviter, choisir la route
qu'il doit suivre, la parcourir sans toucher aux
écueils, pour arriver enfin à remplir dignement
les obligations qu'il a contractées envers lui-
même et envers la société ?

Que l'on ajoute à ces difficultés les exigences,
tous les jours plus grandes, des examens, pour
lesquels l'élève doit non-seulement connaître la
science générale, mais encore les opinions individuelles de tel ou tel professeur, se servir de
telle ou telle nomenclature, parler tel ou tel langage, etc., selon les examinateurs que le sort lui
impose, et l'on comprendra toute l'importance
d'une bonne méthode dans une si périlleuse
étude.

Je serais loin de me plaindre des exigences des
examens, si ceux-ci donnaient à la société les
garanties qu'elle est en droit d'attendre des
hommes qui vont être investis de la redoutable
mission de médecin ; mais, hélas ! combien sont
illusoires ces garanties, malgré la sévérité apparente avec laquelle se font ces épreuves ! Que

signifient, en réalité, celles-ci, si ce n'est trop souvent une chance favorable, une heureuse mémoire et des connaissances superficielles, acquises *à coups* de manuels, en quelques jours ?

Mais l'examen est passé, on a conquis son diplôme, le but est atteint... Attendez, jeune docteur, le jour où le premier de vos malades viendra frapper à votre porte et mettre à l'épreuve la science que vous rapportez de Paris. C'est alors que vous entendrez cette grande voix de la conscience vous demander le compte de vos connaissances, et peser votre mérite. C'est alors aussi que commencera pour vous, si vous êtes homme de cœur, cette série interminable de déceptions, d'incertitudes, de tâtonnements, de craintes réelles ou imaginaires, qui vous feront déplorer bien amèrement votre indigence scientifique.

Ce n'est donc pas le diplôme qui fait le médecin. Le grade qu'il confère est un vain titre qui peut protéger l'ignorance comme le savoir. Ce qui fait le médecin, c'est la science pratique, acquise au prix de longs et rudes labeurs : au lit du malade, par l'observation de la nature ; dans le cabinet, par la lecture des bons livres.

Il y a deux manières d'observer, dit M. Munaret : par soi et par les autres, dans le présent et jusque dans les profondeurs du passé : — étude clinique et lecture.

Ces deux éléments de l'instruction médicale, sagement combinés, non-seulement conduiront l'élève, par la voie la plus sûre, au doctorat, mais, ce qui est mieux encore, devançant pour lui l'âge de l'expérience, en feront, au sortir de l'école, un praticien habile.

En critiquant, comme je viens de le faire, les examens de la Faculté, je n'ai pas voulu attaquer les bases de son enseignement. Bien que manquant d'unité, bien que dépourvue de cet ensemble qui seul peut en assurer la force, la Faculté de Paris brille entre toutes, et par les hommes éminents qui la dirigent, et par les ressources immenses dont elle dispose. Mais en présence de ces chaires officielles où viennent s'asseoir les savants les plus illustres, de ces cliniques dirigées par les praticiens les plus distingués, de cette école pratique, où se sont formés nos professeurs actuels, où viennent encore prendre la parole de jeunes hommes riches d'avenir; à la vue de ces hôpitaux, source intarissable d'instruction, de ces musées, de ces collections, de ces bibliothèques ouvertes à la jeunesse studieuse, qui peut s'empêcher de regretter que ces richesses ne profitent réellement qu'à un si petit nombre, soit par le manque d'une bonne direction donnée aux études, soit aussi, il faut le dire, par l'indolence coupable de certains élèves, qui trop souvent oublient ce qu'ils doivent à eux-mêmes, à leur famille et à la société?

Un nouveau système d'examens a été naguère établi, dans le but évident de forcer les élèves au travail, en les obligeant à se présenter à la fin de chaque année devant la Faculté, pour y subir une épreuve sur les matières qui ont fait l'objet de l'enseignement de cette année. Cette mesure, inspirée sans doute par de bonnes intentions, est-elle capable de remédier au mal ? L'expérience qui en a été faite ne me paraît pas, jusqu'à présent, l'avoir démontré.

Ce qu'il fallait pour assurer la force des études, pour en fixer le but, en un mot pour faire des médecins, ce qu'avait indiqué le Congrès médical, composé de praticiens ayant fait par eux-mêmes l'expérience de ces choses, c'était bien moins cette surabondance d'examens théoriques dont la mémoire fera toujours les frais, que des épreuves solides, essentiellement *pratiques*, donnant la véritable mesure de l'intelligence et du travail des élèves, et garantissant à la société des hommes dignes en tous points de la mission qui leur est confiée. Là seulement était le progrès. Avec vos nouveaux examens, vous créez des entraves inutiles sans augmenter la valeur des études.....

Je m'arrête : je laisse à de plus habiles que moi le soin de signaler les nombreux défauts de l'enseignement actuel de la médecine, et d'en indiquer les remèdes. Il ne me reste plus, prenant les choses comme elles sont, qu'à donner aux élèves quelques conseils que je crois utiles. Non loin encore du temps où j'écoutais avec eux la parole de nos maîtres, où je partageais leur existence à la fois soucieuse et enjouée, et n'ayant point depuis interrompu mes rapports avec eux, grâce aux exigences de mon enseignement, je crois connaître d'autant mieux leurs besoins moraux, que je les ai tous éprouvés moi-même.

Je sens toutefois la gravité de cette tâche, et en même temps toute ma faiblesse pour la remplir. Mais si mes forces me font défaut, mon cœur, au moins, n'y faillira point. En parlant aux étudiants, je m'adresse à des amis de longue date. Puissé-je donc, réalisant mes intentions, parvenir à diminuer les difficultés qui les attendent au début de leur carrière, rendre leurs travaux moins pénibles et plus fructueux, les *guider*, en un mot, comme il convient, vers le but qu'ils veulent atteindre.

J'ai divisé ce livre en deux parties. Dans la première, j'ai tracé la marche à suivre pour étudier chaque examen, à partir du *baccalauréat ès sciences*, inclusivement, jusqu'au *doctorat;* indiquant les cours officiels ou particuliers que l'élève doit fréquenter, les livres qu'il doit lire, etc. J'ai, de plus, ajouté à chacune de ces indications une appréciation aussi exacte que possible des hommes et des choses qu'elle comporte. Je l'ai fait en conscience; et si je me suis trompé dans mes jugements, c'est que l'erreur est malheureusement une des infirmités de l'esprit humain.

Dans la seconde partie, j'ai indiqué, en les mettant en ordre, tous les règlements et ordonnances relatifs à l'étude de la médecine, et actuellement en vigueur.

Ce livre est donc un guide *scientifique* et *administratif* à la fois, destiné à conduire l'élève du secrétariat où il s'inscrit, à l'amphithéâtre où il s'instruit.

GUIDE PRATIQUE
DE L'ÉTUDIANT EN MÉDECINE.

PREMIÈRE PARTIE.

CHAPITRE PREMIER.

DES DISPOSITIONS DE L'ESPRIT ET DES QUALITÉS MORALES NÉ-
CESSAIRES POUR ÉTUDIER ET PRATIQUER LA MÉDECINE.

> Le médecin et la sagesse sont inséparables.
> (HIPPOCRATE.)
>
> L'ignorance est un crime lorsqu'il
> s'agit de la vie et de la santé des hommes.
> (BUCHAN.)

« Il y a dans l'esprit humain deux forces très-distinctes, dit madame de Staël : l'une inspire le besoin de croire, l'autre celui d'examiner. »

Cette pensée résume on ne peut plus heureusement les deux conditions indispensables à l'étude et à la pratique de la médecine : la croyance et l'examen, la foi et la raison. Pour bien étudier l'art de guérir, il faut premièrement y croire, il faut en sentir toute l'importance, il faut l'aimer, comme la

1.

plus noble et la plus utile des professions. Il y a une foi religieuse, il y a une foi politique, il faut une foi médicale ; non pas cependant une foi aveugle, qui croit parce qu'elle croit, mais une foi intelligente qu'éclaire le flambeau de la raison et que vient épurer l'esprit d'examen. Si vous n'êtes pas animé de cette foi vive et sincère, si vous ne croyez pas à la médecine ; si vous l'appelez, comme les incrédules du monde, un art conjectural, une chimère, n'embrassez point cette profession, prenez une autre carrière, car vous ne feriez qu'un vil métier de ce qui doit être un sacerdoce.

Mais écoutons M. Réveillé-Parise, dont la voix éloquente a si heureusement rendu cette vérité :

« Pour connaître et approfondir cette belle partie des connaissances humaines, dit-il, pour mesurer ses problèmes, pour apprécier ses ressources et ses difficultés, pour en suivre la marche, comprendre le sens des idées acquises et des idées nouvelles, des principes vieillis et des principes qui germent, pour contribuer soi-même au progrès, il faut une croyance pleine et entière ; la foi est la racine même de la science : sans cette même foi, sans l'ardeur et l'enthousiasme, sans le mal sacré de l'art, je vous le dis, rien ne vous sera révélé des secrets de cette science sublime. Il en est de même pour la pratique. La médecine, cet apostolat de l'humanité, ne peut faire le bien que par une sage confiance dans ses efforts ; elle exige du savoir et de l'esprit, mais aussi du cœur et de l'âme. Si vous la regardez comme une chimère et une superstition ;

si vous ne croyez ni à ses dogmes, ni à ses préceptes, ni à ses bienfaits ; si en l'exerçant vous n'avez pas le sentiment toujours présent d'un devoir et d'une mission, comment en comprendrez-vous les obligations, les nécessités, les scrupules? Dès lors, que faut-il penser de votre masque, de vos paroles et de vos promesses? Renoncez donc à la considération due à cette noble profession, ou bien vous n'êtes qu'un histrion, et de l'espèce la plus misérable. »

La médecine est un art auquel on arrive par le chemin de la science. Il ne suffit pas seulement d'y croire ; il faut encore, pour la bien étudier, se sentir entraîné vers elle par une véritable vocation, par un goût en quelque sorte inné ; je dirais presque, en modifiant la pensée du poëte : *Nascuntur medici.* Cette heureuse disposition de l'esprit, ce mal sacré de l'art, comme l'appelle si justement l'auteur que je viens de citer, pourra seul vous faire triompher des difficultés dont cette étude est remplie, et vous mettre à la hauteur des sacrifices et des travaux qu'elle exige.

Malheureusement on étudie la médecine de nos jours pour se faire *un état*, pour se créer *une position*, comme on dit ; on s'engage dans la carrière sans avoir consulté ses forces ; il faut bien faire quelque chose ; toutes les routes sont encombrées… va pour la médecine !… Oh ! que de déceptions, que de regrets amers vous vous créez dans l'avenir, vous qui, sans vocation, sans goût, sans amour, vous jetez dans cette voie périlleuse ! Aussi la médecine va-t-elle chaque jour perdant la considération qui faisait son orgueil et sa force, elle que les anciens avaient divinisée !

Voilà où nous conduit cet orgueil inconsidéré, cette manie ambitieuse qui nous pousse vers les carrières dites *libérales*, sans autre vocation que la soif de l'or, que le désir d'arriver. Si vous ajoutez à la concurrence qui naît de l'encombrement de la carrière cette foule toujours croissante de charlatans sans titre qui, favorisés par une législation insuffisante, viennent dresser leurs tréteaux jusqu'au seuil de nos demeures, peut-être, en présence de cette triste réalité, hésiterez-vous à prendre une profession qui vous prépare tant de cruels soucis, si vous manquez plus tard du savoir-faire qui, souvent à l'égal du savoir, assurera vos succès dans le monde.

Ainsi, d'un côté, sacrifices immenses, études sévères, difficiles, travaux énervants, et de l'autre, position précaire, mal rétribuée, dévouement sans fin qui n'a trop souvent pour récompense que l'ingratitude des hommes et les angoisses du besoin.... Voilà le tableau, hélas ! trop vrai, de la vie du médecin qui veut rester honnête homme. *Luxe et indigence, habit noir et misère*, telle est la désolante antithèse qui résume l'existence d'un grand nombre de nos jeunes confrères au sortir des écoles. Heureux ceux qui peuvent vaincre le sort, qui parviennent, comme on dit, sans abaisser leur conscience !

« Vous seriez étonnés, disait M. Gibert aux membres assemblés de l'*association* de prévoyance des médecins de Paris, s'il m'était permis de vous ré-

véler les noms de médecins honorablement connus qui ont laissé après eux une femme et des
enfants dans la détresse ! triste exemple des difficultés, des incertitudes et des dangers de notre profession ! »

Jetons un voile sur toutes ces misères ; ne glaçons point, par cette froide et triste réalité, les illusions heureuses et les rêves dorés de la jeunesse :
le réveil viendra toujours trop tôt ! J'ai voulu toutefois faire comprendre aux élèves qu'une vocation
bien arrêtée doit seule les engager à embrasser la
profession médicale ; mais que, s'ils ont fait de cette
carrière une matière de spéculation pour l'avenir,
ils se détrompent et n'attendent pas que l'expérience
vienne briser leurs folles espérances.

Mais pour faire le médecin vraiment digne de ce
nom, la vocation seule ne suffit pas : il faut encore
posséder au plus haut degré toutes les qualités morales qui distinguent l'honnête homme.

« Pour peu que l'on considère la médecine dans
ses rapports avec la société, dit M. Cruveilhier, on
comprendra qu'aucune profession n'impose des
devoirs plus rigoureux et plus multipliés. Son ministère a cela de spécial et d'honorable à la fois,
qu'il exige toutes les qualités de l'esprit et du cœur.
Dépositaire de la vie de ses semblables, il doit être
versé dans la connaissance de tout ce qui peut conserver la santé et guérir les maladies. Comment,
s'il n'est pas honnête homme dans toute l'acception
de ce mot, remplira-t-il la mission de confiance
et de délicatesse à laquelle il est appelé ? Le mé-

decin doit donc être homme de science et honnête homme. »

Les qualités morales du médecin ont été divinement exposées par Hippocrate dans ce passage remarquable :

« Le médecin et la sagesse sont inséparables : la médecine met en pratique tous les préceptes de la sagesse, le mépris de l'argent, la modération, la décence, la modestie, la probité, la douceur, l'affabilité, la gravité, la juste appréciation des choses de la vie, l'éloignement de toute crainte superstitieuse, le respect pour la divinité, vers laquelle la médecine ramène sans cesse. »

Je voudrais que cet évangile de la science fût gravé au frontispice de nos écoles, pour que la pensée des élèves, sans cesse ramenée vers ces graves paroles, ne pût jamais les oublier. Elles seules pourront plus tard le prémunir contre les décevantes tentations du lucre, sauvegarder sa conscience dans de mauvais jours et élever son âme au niveau des exigences de sa profession. L'amour du bien, la pratique journalière de toutes les vertus, le sentiment d'une âme droite, voilà qui vous consolera bien souvent de l'indifférence des hommes et vous rendra fort contre les éventualités de l'avenir.

Il faut encore que votre instruction réponde aux qualités de votre âme. Vous devez à la confiance publique des connaissances aussi profondes que variées. « Il n'y a aucune science, aucun métier, dit Swédiaur en parlant de la médecine, où il soit moins permis, où il soit plus dangereux d'être médiocre. »

Il n'est pas plus permis à un médecin d'être ignorant qu'à un soldat d'être lâche, disait M. Serres en ouvrant le Congrès médical.

Méditez sur ces paroles aussi belles que justes, et puissent-elles vous inspirer l'amour du travail, sans lequel vous ne seriez jamais qu'un obscur et dangereux médicastre!

CHAPITRE II.

La méthode est à l'intelligence ce que le levier est aux forces physiques. Qu'on me donne un levier et un point d'appui, disait Archimède, et je soulèverai le monde. Qu'on donne à l'esprit une bonne méthode, et, avec son point d'appui, qui est le travail, il décuplera sa puissance.

Il faudrait une expérience plus longue que la mienne et un grand nombre de pages, pour exposer d'une manière complète la méthode générale que l'on doit appliquer à l'étude des sciences d'observation et de la médecine en particulier. Dans l'impuissance où je suis de traiter à fond un pareil sujet, je me contenterai de donner ici quelques préceptes dont j'ai reconnu depuis longtemps l'utilité.

La médecine, ai-je dit, est un art auquel on arrive par le chemin de la science. L'art, ce sens divinatoire, cette vaticination galénique, ce coup d'œil médical, en un mot, résulte d'une exquise impressionnabilité qui, en présence de la douleur, nous fait pour ainsi dire deviner sa cause et toucher son remède ; c'est une inspiration qui doit être éclairée par la science et rectifiée par l'étude. Aussi les anciens, observateurs si profonds, ont-ils fait Esculape fils d'Apollon, c'est-à-dire la médecine fille du génie poétique et de la raison.

La science, au contraire, formée de tous les faits particuliers et généraux observés directement ou découverts par l'induction, est calme comme la nature, dont elle est le miroir, et froide comme la logique qui en est le principe. L'art exige de la sagacité, une imagination vive, un coup d'œil prompt, un jugement solide, une main sûre ; la science ne demande que du travail, de la persévérance, une bonne mémoire et du raisonnement. Celle-ci peut se transmettre de génération en génération, d'individu à individu, par les livres et par la parole ; celui-là, dépendant exclusivement des qualités propres au praticien qui l'exerce, se personnifiant en lui pour ainsi dire, ne peut être l'héritage de personne. Dupuytren, dans ses leçons, enseignait à ses disciples les principes de son art et les données de la science sur lesquelles il reposait ; mais ce qu'il ne pouvait leur communiquer, c'était cette exquise aptitude à saisir un diagnostic, la promptitude et la sûreté de son jugement, son habileté opératoire, qui firent de lui le plus grand chirurgien des temps modernes.

L'art est donc inné ; mais il doit être fécondé par le travail. Le feu sacré de l'inspiration s'éteint s'il n'est alimenté par l'étude ; les plus belles facultés languissent et meurent si elles ne sont cultivées par la science.

J'ai dit que celle-ci se transmettait par les livres et par la parole ; c'est donc dans la lecture et dans la fréquentation des cours que l'élève doit puiser son instruction. Examinons quelle méthode il doit suivre dans ce double but.

Je crains cet homme qui n'a lu qu'un livre, disait un philosophe ancien : *Timeo virum unius libri* ; parole qui fait sentir vivement cette vérité, que l'esprit doit sa force bien moins à une lecture abondante qu'à une lecture choisie et bien faite. Le corps se nourrit de ce qu'il digère et non de ce qu'il mange : il en est de même de la pensée, qui ne profite que de ce qu'elle recueille par la méditation.

On doit donc s'attacher non-seulement à bien lire, mais encore à bien choisir ses lectures ; dernière condition difficile à réaliser, en raison du nombre immense de livres offerts à l'esprit.

La presse médicale est aujourd'hui d'une fécondité sans pareille. Tous les jours, c'est une *monographie*, un *résumé*, un *précis*, un *traité* nouveaux. Mais, au milieu de cette multitude de productions, apparaissent quelques ouvrages composés pour l'instruction de la jeunesse et l'avancement de la science par des hommes sérieux et dignes de leur mission. Sans parler ici des livres anciens, œuvres impérissables du génie, la littérature médicale s'est enrichie de nos jours de plusieurs traités remarquables. Cependant, tout en rendant justice à ces ouvrages, je ne puis m'empêcher de leur adresser le reproche qui déjà leur a été fait par des gens de goût, celui de manquer souvent de style. La plupart sont mal écrits, diffus, prolixes, remplis de mots inutiles et d'un verbiage phraseologique qui attestent sinon la décadence de l'art de guérir, au moins celle de l'art d'écrire parmi les médecins. Ces défauts sont d'autant plus fâcheux, que la science médicale a besoin plus que toute autre des charmes du langage pour tempérer l'aridité de son étude. — « Sans le style, il est impossible qu'il y ait un seul bon ouvrage en aucun genre. Le style rend singulières les choses les plus communes, fortifie les plus faibles, donne de la grandeur aux plus simples. » (Voltaire, *Dictionnaire philosophique*.)

Le principal mérite d'un livre didactique, c'est la clarté dans les idées et la pureté dans l'expression. Sans cette double condition, les idées les plus saisissantes, les faits les plus frappants n'entreront que difficilement dans l'esprit, et n'y laisseront qu'un souvenir confus. Le style est comme le vêtement de la science : si vous aimez celle-ci et si vous voulez la faire aimer, cherchez donc à la parer de votre mieux ; cachez son front sévère sous le prestige de la forme, et faites que, sans cesser d'être grave et sérieuse, elle nous attire et nous séduise.

Un second reproche que j'adresserai à ces ouvrages, c'est d'être généralement trop longs. Les bonnes idées qu'ils renferment, noyées au milieu d'une foule de détails superflus, sont souvent perdues pour le lecteur, dont l'attention mal dirigée se porte sur les points de minime importance, au détriment de ceux qu'il devrait méditer et retenir. Je pense donc que cette abondance est plutôt nuisible qu'utile, et que nos auteurs devraient faire des livres plus courts, en employant le temps qu'ils économiseraient alors à les mieux écrire.

« Si l'on parcourt les bibliothèques, disait Bacon, on sera d'abord frappé d'admiration à la vue de cette immensité de livres de toute espèce qu'on y a entassés ; puis, venant à regarder ces livres de plus près, à bien examiner et les sujets qu'on y traite et la manière dont ils sont traités, en un mot, tout leur contenu, on sera frappé d'étonnement en sens contraire, en s'assurant par soi-même que tous ces volumes se réduisent à d'éternelles répétitions des mêmes pensées ; et en voyant les hommes dire et redire, faire et refaire toujours les mêmes choses, de l'admiration qu'excitait au premier coup d'œil cette apparente abondance, l'on passera à un étonnement plus grand encore, à la vue de l'indigence réelle qu'elle couvre, et l'on sentira enfin combien est pauvre et misérable cette prétendue science qui jusqu'ici a occupé les esprits, et s'en est comme emparée.»(*Novum organum*, lib. I).

Trois cent mille volumes à peu près composent aujourd'hui la bibliothèque médicale. Oh ! dit M. Munaret, auteur que j'aime à citer en raison de son esprit et de son indépendance, que de papier noirci pour quelques vérités qu'un in-32 pourrait contenir, si un autre Hippocrate venait les réduire en aphorismes !...

Que le nombre ne vous effraye donc pas. « Paris,

dit Voltaire, contient sept cent mille hommes : on ne peut vivre avec tous, on choisit trois ou quatre amis. » Choisissez donc vos livres, et, plus heureux que Socrate, vous pourrez dire : Si ma bibliothèque est encore plus petite que la maison du sage, elle est au moins remplie d'amis véritables.

Je vous indiquerai plus loin les noms et les demeures de ces véritables amis, qui, comme le dit Montaigne, « vous costoyeront tout votre cours et vous assisteront partout ; vous consoleront en la vieillesse et en la solitude ; vous deschargeront du poids d'une oysifveté ennuyeuse, émousseront les poinctures de la douleur, » et surtout, ce que n'avait pas prévu l'auteur des *Essais...*, vous aideront à passer vos examens. — Mais il importe avant tout que vous appreniez à les lire.

Il y a des livres qui, comme les romans, ne demandent que des yeux, et peuvent se passer d'une attention soutenue : l'imagination seule est excitée par leur lecture. Mais tels ne sont pas les livres de la science, à moins cependant que vous ne tombiez sur un de ces romans médicaux que leurs auteurs voudraient faire prendre au sérieux, mais dont vous devez seulement parcourir les premières pages, rire et passer outre. Les vrais ouvrages scientifiques, au contraire, doivent être longuement médités ; il faut que la réflexion accompagne chacune de leurs pages, et que la mémoire s'efforce d'en garder le souvenir.

« Il y a des livres dont il faut seulement goûter ; d'autres qu'il faut dévorer ; d'autres enfin, mais en petit nombre, qu'il faut pour ainsi dire mâcher et digérer. Je veux dire qu'il y a des livres dont il ne faut lire que certaines parties ; d'autres qu'il faut lire tout entiers, mais rapidement et sans les éplucher ; enfin, un petit nombre d'autres qu'il faut lire et relire avec une extrême application. » (Bacon, *Essais de morale et de politique.*) Je vous dirai plus loin les livres que vous devez *goûter*, ceux que vous devez *dévorer*, ceux enfin que vous devez *mâcher et digérer*. Malheureusement la mastication et la digestion en seront quelquefois bien pénibles ; mais ce sera moins la faute de ces ouvrages que celle de la science, difficile maîtresse qui n'accorde ses faveurs qu'au prix des plus rudes et des plus laborieux travaux.

La mémoire, si puissante qu'elle soit, ne saurait tout emmagasiner, si l'art ne lui vient en aide ; il lui faut des jalons, des points de repère, des cases préparées en quelque sorte pour recevoir les objets qu'on lui présente. Je suis peu partisan, toutefois, de ces méthodes mnémotechniques qu'on vient nous prôner chaque jour ; c'est là un jeu puéril, bon seulement à nous surcharger la tête de mots, au grand détriment de l'idée. La mémoire repose sur une autre faculté de l'âme que les psychologistes ont désignée sous le nom d'*association des idées*, faculté qui, enchaînant les pensées et les faits dans un ordre logique ou arbitraire, les groupe de telle façon dans l'esprit, que le souvenir des uns rappelle infailliblement le souvenir des autres. Ce qu'il importe donc de retenir en étudiant un livre, c'est le sens général dans lequel il est conçu, ainsi que les idées dominantes qui s'y trouvent développées. Les faits sur lesquels s'appuient ces idées viendront ensuite se grouper d'eux-mêmes autour de chacune d'elles, et l'esprit les retiendra ou plutôt les retrouvera sans peine, aussi facilement qu'il retient ou retrouve les conséquences d'un principe connu. Ainsi, pour ne citer qu'un exemple, quand on a bien compris le sens de la médication narcotique, quand on en sait les lois, les applications générales et les effets, le moindre effort suffit pour retenir les faits particuliers qui se rattachent à l'action sur l'homme sain ou sur l'homme malade de chacune des espèces narcotiques, opium, belladone, jusquiame, etc. C'est encore en vertu de la même disposition d'esprit qu'en botanique on ne connaîtra les espèces qu'à la condition de connaître les genres, et ceux-ci lorsqu'on saura les familles, etc. Ce n'est donc, en résumé, que dans un rigoureux et logique accord des idées et des faits que la mémoire puisera sa force. Ces principes, d'ailleurs, recevront leur sanction dans les méthodes particulières que nous indiquerons bientôt pour l'étude de chacune des sciences dont la médecine se compose.

Ayez toujours en lisant un crayon et du papier à votre disposition pour prendre des notes. « Nous ne lisons jamais sans but, dit Zimmermann, pourvu qu'en lisant nous ayons toujours une plume ou un crayon à la main, et que nous prenions note des idées neuves, ou cherchions de nouveaux faits à l'appui de celles qui sont déjà connues. » Pline l'Ancien employait cette méthode. *Liber legebatur ; adnotabat excerpebatque*, nous dit Pline le Jeune, dans une lettre charmante, où il nous raconte l'emploi que son oncle faisait de son temps. L'historien Gibbon, si célèbre par son érudition, nous apprend lui-même que, chaque soir, il écrivait sur un registre un résumé de ses lectures du jour : excellent moyen non-seulement de conserver pour l'avenir les fruits quotidiens du travail, mais encore de fortifier la mémoire.

Le calme de l'esprit est aussi nécessaire que le silence du cabinet pour la lecture d'un livre scientifique. Si quelquefois *la folle du logis* vient vous rendre visite et troubler vos méditations, chassez l'importune au plus vite ; car si vous abandonnez votre âme à ses capricieuses rêveries, aucun travail ne vous profitera. Il faut, pour que la pensée soit forte, que nulle influence étrangère n'en contrarie l'action.

Mais, par une de ces contradictions si fréquentes dans ce monde, la jeunesse, cet âge des passions ardentes, des entraînements irréfléchis, est aussi l'âge où l'homme est condamné à ces études froides et sévères qui, pour être bien faites, demandent la liberté entière de l'esprit et la tranquillité parfaite des sens. C'est un malheur pour la science sans doute, qui vient ainsi se heurter contre toutes les capricieuses résistances des imaginations de vingt ans ; mais c'est un bonheur pour la morale, qui trouve dans cette discipline intellectuelle le plus puissant auxiliaire contre les passions mauvaises.

« Le gaing de nostre estude, dit Montaigne, c'est en estre devenu meilleur et plus sage. » Que de fois, mes jeunes lecteurs, l'amour de l'étude, ou plus souvent encore... la crainte d'un examen, n'ont-ils pas fermé votre oreille aux bruits lointains et ex-citants du plaisir qui venaient troubler vos veillées solitaires !

La soirée doit être pour l'étudiant en médecine le temps consacré à la lecture ; mais comme il ne faut jamais oublier les exigences du corps, on ne doit point la trop prolonger. Le service des hôpitaux obligeant à se lever de bonne heure, il faut consé-quemment se coucher tôt. « La nécessité du sommeil est indispensable, plus encore après les travaux de la tête qu'aprèsc eux du corps. » (Tissot.) Huit heures de sommeil sont au moins nécessaires aux jeunes gens, malgré l'aphorisme de l'école de Salerne (1), pour réparer les forces épuisées par une journée la-borieusement employée.

Évitez surtout de lire dans votre lit ; cette lecture, outre la fatigue qui en résulte, profite peu à l'esprit. « Je ne connais pas, dit Hufeland, de plus mauvaise habitude que celle d'étudier dans son lit et de s'en-dormir le livre à la main. » Enfin, n'oubliez jamais cette sentence hygiénique du sage Westley : *Se cou-cher de bonne heure, se lever de bonne heure, donne à l'homme santé, richesse et sagesse.*

On doit autant que possible se livrer à la lecture

(1)   Sex horas dormire sat est juvenique senique ;
        Vix septem pigris, nulli concedimus octo.

chez soi, si toutefois on a le courage de fermer sa porte aux visites importunes des oisifs qui promènent partout leur ennui, et dérobent aux autres un temps précieux, dont ils ignorent la valeur. J'ai connu cependant des jeunes gens qui avaient besoin, pour étudier, de l'exemple, toujours présent sous leurs yeux, de gens livrés aux travaux de la pensée, et qui, pour cette raison, ne pouvaient travailler eux-mêmes que dans les cabinets de lecture ou les bibliothèques. Il me faut, disait l'un d'eux, dans son langage pittoresque, l'atmosphère scientifique d'une salle d'étude bien remplie de livres et de travailleurs, pour enchaîner mon esprit et mon corps à la lecture d'un ouvrage sérieux. Je conseille à ceux-ci de préférer les bibliothèques publiques aux cabinets de lecture. Les journaux et les brochures périodiques que l'on rencontre dans ces derniers, offrant à l'esprit une lecture attrayante et facile, lui causent des distractions, et enlèvent trop souvent à l'étude un temps considérable. Malheureusement, on ne trouve pas toujours dans les bibliothèques, et dans celle de médecine en particulier, les éditions nouvelles des ouvrages classiques. J'ajouterai qu'il serait à désirer que les employés subalternes de ces établissements fussent plus obligeants et même plus polis envers le public, et que les bibliothécaires en chef missent plus d'empressement à donner aux lecteurs les renseignements bibliographiques qui leur sont demandés.

La science transmise par la parole se grave mieux dans l'esprit que la science écrite. La voix du professeur, son geste, son regard, l'animation d'une assemblée nombreuse, tout concourt, en excitant les sens, à vivifier la pensée, à rendre sa communication plus prompte et plus libre. Donner de l'attrait aux théories les plus difficiles, de la clarté à ce qui est obscur ; rendre agréable ce qui fatigue, attachant ce qui ennuie ; faire toucher du doigt les vérités les plus abstraites, tenir suspendues pendant toute une leçon l'attention et la curiosité d'un auditoire : tels sont les heureux résultats d'un enseignement oral bien fait. Mais combien est petit le nombre des professeurs qui peuvent y prétendre ! et pour quelques-uns qui les obtiennent, combien échouent dans cette tâche périlleuse ! Que de professeurs, au contraire, rendent obscur ce qui est clair, fatigant ce qui amuse, ennuyeux ce qui pourrait plaire !

Si un style élégant et pur est nécessaire à un livre de science, l'éloquence, ou au moins une diction claire et facile, est aussi indispensable à un professeur. Malheureusement, cette qualité n'est pas toujours un corollaire du savoir, ainsi qu'il est facile de s'en convaincre en assistant aux cours de nos Facultés. Car dans le choix d'un professeur, soit par concours, soit par décision ministérielle, on s'attache bien plus à ce qu'il sait, qu'à ce qu'il est capable d'enseigner ; à son érudition, qu'à son talent oratoire. Mais, dira-t-on, il faut bien récompenser le mérite, encourager le travail....... Sans doute, et c'est là toute justice : mais doit-on pour cela oublier l'intérêt des élèves pour qui ces chaires sont établies? Faut-il, pour rémunérer la science au profit de quelques-uns, sacrifier l'enseignement au détriment de tous ?

Ces réflexions générales ne s'appliquent pas entièrement à la Faculté de médecine de Paris; car, ainsi que je l'ai dit au commencement de ce livre, cette Faculté est riche en hommes de savoir et de talent, dignes en tous points de leur mission. Toutefois, son enseignement, malgré le mérite incontestable des hommes qui le dirigent et les ressources immenses dont il dispose, ne donne aux élèves qu'une instruction insuffisante, ce qui tient à un défaut complet de discipline et d'ensemble.

C'est à tort que je me suis servi quelque part de ces mots : *École de Paris.* Il n'y a point d'école de Paris; car, pour faire une école, il faut une doctrine, une devise, un drapeau. Il faut qu'un lien puissant unisse entre elles toutes les parties de l'enseignement, et qu'une même impulsion les dirige vers un même but. Quel fruit voulez-vous que retire de cet enseignement l'élève inexpérimenté, si ce n'est le doute et l'incertitude ? Je le répète, il n'y a point d'école de Paris; il y a dans la Faculté des hommes d'un savoir éminent, des individualités brillantes, des talents de premier ordre, mais qui, marchant isolément dans des voies distinctes, manquent de cette union qui seule fait la force.

Un regret que nous exprimerons encore, c'est de voir plusieurs professeurs de la Faculté assimiler leurs chaires à celles du Muséum ou du Collége de France, en n'embrassant dans leurs cours que des points de vue spéciaux et fort restreints de la science

qui devrait y être traitée dans son ensemble. C'est
ainsi, par exemple, que, dans le cours de pathologie
générale, une année entière sera consacrée à exposer les altérations pathologiques du sang ou tout
autre fragment de cette science ; que dans le cours
d'anatomie on ne s'occupera que de la myologie ou
de la splanchnologie, etc. Il en résulte que l'enseignement, fort intéressant sans doute pour des savants, profite peu aux élèves, qui ont besoin bien
moins de hautes et transcendantes considérations sur
telle ou telle partie de la science, que de connaissances pratiques, solides et complètes. Il serait donc
à désirer que ces professeurs, au risque de paraître
moins savants, se rendissent plus utiles, en traitant
en entier, dans chacun de leurs cours, la science dont
l'enseignement leur est confié.

Heureusement qu'à côté de l'enseignement officiel
de la Faculté vient se placer, plus humble mais
aussi nécessaire, l'enseignement particulier. Dirigé
par de jeunes hommes pleins de talent et d'activité, cet enseignement rend à la science, aux
élèves et à la Faculté elle-même, les plus grands
services. Car, il faut bien le reconnaître, malgré les
vingt-six professeurs de l'école et leur cortége d'a-
grégés, les études médicales à Paris seraient actuellement insuffisantes si elles ne trouvaient dans l'enseignement particulier un puissant auxiliaire. C'est
là un fait que personne ne contestera, et sur lequel
je reviendrai d'ailleurs dans les chapitres suivants.

S'il importe qu'un élève choisisse ses livres, il
n'est pas moins utile qu'il choisisse les cours qu'il

doit fréquenter; et de même qu'il doit savoir bien lire les premiers, il doit s'étudier à bien suivre les seconds. Or, pour bien suivre un cours, il ne suffit pas seulement d'être exact et d'écouter attentivement le professeur : il faut encore qu'on recueille par écrit sa parole; et que la pensée de l'élève, tout entière enchaînée à celle du maître, la suive, s'harmonise et s'identifie pour ainsi dire avec elle. Un cours est un travail fait en commun, où l'un des travailleurs, plus expérimenté que les autres, leur apporte les matériaux choisis et prêts à mettre en œuvre. Car le professeur doit non-seulement communiquer ses propres idées à ses élèves, mais il doit surtout chercher à en faire naître en eux; il doit stimuler leur intelligence, *leur donner à penser*. Une leçon bien faite est pour ainsi dire un dialogue sympathique entre celui qui parle et ceux qui écoutent, dialogue où la pensée silencieuse des uns répond aux paroles de l'autre.

Mais la tâche de l'élève ne finit pas avec celle du maître : les notes qu'il a prises ne sont que les éléments d'un nouveau travail auquel il doit se livrer. Il faut que le même jour, autant que possible, il *étudie* la leçon qui lui a été faite; qu'il compare ce qui est écrit dans les livres avec ce qu'il a entendu, et en rédige les points importants. C'est le seul moyen de profiter réellement d'un cours : sans ce travail, la mémoire laisse bientôt échapper les paroles du professeur ou n'en conserve que des traces douteuses et fugitives.

Il me resterait encore à parler ici de la méthode

qu'il convient de suivre dans l'étude des sciences physiques et naturelles, dans les dissections anatomiques et dans les études cliniques : mais je ne pourrai traiter ce sujet qu'un peu plus loin, attendu que les considérations auxquelles je devrais me livrer exigent la connaissance de certains détails qui ne peuvent trouver place dans ce chapitre.

CHAPITRE III.

COUP D'ŒIL SUR L'ENSEMBLE DES ÉTUDES MÉDICALES.

Connaissance de l'homme sain et de l'homme malade pour arriver à celle des moyens propres à le maintenir en santé ou à guérir ses maladies, tel est le but des études médicales.

Mais pour arriver à ce but, le plus noble et le plus utile de tous ceux que l'homme puisse se proposer, longue est la route qu'il faut parcourir, nombreux sont les obstacles qu'il faut vaincre, grands sont les efforts qu'il faut tenter !

L'homme est en rapport avec tout ce qui l'environne. Si par son génie il commande en maître aux éléments dont il asservit les forces à ses besoins, esclave à son tour, il en subit fatalement l'action. Doué de l'organisation la plus élevée, mais aussi la plus altérable, sa vie, comme l'a dit si poétiquement Bichat, est une lutte plus ou moins longue qu'il soutient contre les agents du monde extérieur et contre toutes les causes morbifiques dont la source est en lui. Il faut donc, pour connaître l'homme au point de vue de la médecine, non-seulement étudier ses organes et leurs mystérieuses fonctions, mais encore tous les êtres de la nature, pondérables ou impondérables, bruts ou vivants, avec lesquels il est en relation, et dont il doit tantôt éviter l'action dangereuse, tantôt rechercher l'influence salutaire. De là, la multiplicité des études que le médecin doit faire et la nécessité pour lui d'aborder presque toutes les sciences d'observation.

Celles-ci se divisent en trois grandes séries : les sciences *physiques*, les sciences *naturelles* et les sciences *médicales*.

Les sciences physiques comprennent l'étude des corps inorganiques considérés au point de vue de leurs effets dynamiques et des lois immuables qui les régissent. Ce sont : l'*astronomie,* la *physique* proprement dite, la *météorologie* et la *chimie.*

Les sciences naturelles embrassent l'étude des trois règnes, en y comprenant l'homme considéré seulement sous le point de vue de son histoire naturelle. Ce sont : la *zoologie*, la *botanique*, la *minéralogie* et la *géologie.*

Les sciences médicales comprennent l'étude de l'homme dans l'état normal et dans l'état anormal, ainsi que la connaissance des *applications* de toutes les autres sciences à l'art de guérir. Ce sont : l'*anatomie*, la *physiologie*, l'*hygiène*, la *pathologie* et la *thérapeutique.*

Voici d'ailleurs le programme officiel de toutes les sciences qui composent l'enseignement de la Faculté de médecine de Paris.

Anatomie.	Pathologie médicale.
Physiologie.	Pathologie et Thérapeutique gé-
Chimie médicale.	nérales.
Physique médicale.	Opérations et appareils.
Histoire naturelle.	Thérapeutique et Matière médi-
Pharmacologie.	cale.
Hygiène.	Médecine légale.
Pathologie chirurgicale.	Accouchements.

D'après les règlements de l'école, ces quatorze sciences ou spécialités scientifiques doivent être étudiées par les élèves en quatre années, de la manière suivante :

Première année.

SEMESTRE D'HIVER.	SEMESTRE D'ÉTÉ.
Anatomie et dissections.	Histoire naturelle.
Physiologie.	Pharmacie et Chimie organique.
Chimie médicale.	Visite dans les hôpitaux pour la
Physique médicale.	petite chirurgie.

Deuxième année.

Anatomie et dissections.	Pathologie et Clinique internes.
Physiologie.	Pathologie interne.
Pathologie générale.	
Pathologie et Clinique externes.	

Troisième année.

Dissections.	Pathologie externe.
Pathologie et Clinique externes.	Pathologie et Clinique internes.
Pathologie interne.	Médecine opératoire.
	Accouchements.

Quatrième année.

Pathologie et Clinique internes.	Clinique interne.
Clinique d'accouchements.	Clinique d'accouchements.
Médecine légale.	Anatomie pathologique.
	Matière médicale et Thérapeuti-
	que.
	Hygiène.

Huit examens et une thèse, dont cinq, dits examens de réception, d'après un nouvel arrêté du 7 décembre 1846, doivent être subis après la seizième inscription, et les trois autres à la fin de chacune des trois premières années d'études, se partagent ainsi les matières de l'enseignement :

EXAMENS DE RÉCEPTION.

1er Examen.

Anatomie et Physiologie avec une épreuve de dissection.

2e Examen.

Pathologie interne et externe avec opération.

3e Examen.

Histoire naturelle médicale, Physique médicale, Chimie médicale et Pharmacie.

4e Examen.

Matière médicale, Thérapeutique, Hygiène et Médecine légale.

5e Examen.

Clinique interne, Clinique externe et Accouchements.

EXAMENS DE FIN D'ANNÉE.

1er Examen.

Physique, Chimie et Histoire naturelle.

2e Examen.

Anatomie et Physiologie.

3e Examen.

Pathologie interne et externe.

Tel est l'inventaire général des sciences que le médecin doit connaître. On comprend avec quelle facilité l'élève peut se tromper et faire fausse route, s'il marche au hasard dans cette longue série d'études, s'il parcourt sans méthode cette vaste encyclopédie. Il importe donc qu'il suive un ordre régulier et surtout logique dans la succession de ses travaux. Celui que la Faculté a déterminé ne me paraît pas emplir en tous points cette dernière condition.

Ce serait peut-être ici le lieu d'indiquer la marche méthodologique et la succession progressive des études médicales; mais je préfère ne traiter cette importante question qu'après avoir fait connaître dans les chapitres suivants les sciences dont la médecine se compose. Alors seulement je pourrai, dans un résumé général et synthétique, remédier convenablement à l'insuffisance du programme officiel.

Mais, pour embrasser la profession médicale, il faut que l'esprit y soit préparé longtemps à l'avance par de bonnes et fortes études littéraires. Sans cette condition préalable, non-seulement le médecin se trouvera au-dessous du rang social que lui assigne son titre; mais encore, privé des ressources que donne à la persée l'éducation première, il rencontrera partout des obstacles qui paralyseront ses meilleures dispositions, des entraves souvent invincibles qui arrêteront l'essor de son intelligence.

Cette éducation du jeune âge est la base commune de toutes les études supérieures, la clef qui doit ouvrir à l'esprit les barrières du savoir, le flambeau qui doit éclairer les pas de tous ceux qui en parcourent les routes difficiles.

« Il faut, dit M. Dubois (d'Amiens), que ceux qui se destinent aux sciences médicales, comme tous ceux qui se décident pour les professions dites savantes, se placent au premier rang dans la marche générale du perfectionnement social, dans cette marche qui entraîne si rapidement la société française ; car il y a honte aujourd'hui à se tenir en arrière des rangs épais et profonds qui s'avancent d'un pas ferme et égal dans ces routes humanitaires.

« Si l'instruction morale, en effet, est un puissant moyen de nivellement, si elle tend à rapprocher toutes les conditions de fortune et de naissance , n'établit-elle pas par elle-même une inégalité incontestable et indélébile? Lorsque les formes du langage et l'étroitesse des idées viennent à déceler le manque d'éducation première , une distance immense ne semble-t-elle pas tout à coup s'établir ? distance dégradante, et qui se fait d'autant plus sentir, que, par la nature même de la profession qu'on exerce, on avait donné de soi une toute autre prévision.

« Mais ce n'est pas là ce qu'il y a de plus grave dans le manque d'éducation première ; c'est bien plutôt, d'une part, l'irréparabilité de ce défaut de culture, et, d'autre part, la stérilité dont il frappe les meilleures dispositions, les plus fortes volontés.

« Ce qui constitue, en effet, l'éducation première, l'éducation des colléges, n'est en quelque sorte, pour le médecin, qu'une simple préparation à d'autres études, ou plutôt, qu'on me passe cette comparaison, qu'une première acquisition d'instruments intellectuels ; instruments qui eux-mêmes devront puissamment concourir aux acquisitions scientifiques spéciales.

« Il faut donc bien se pénétrer de cette idée, que chaque objet d'étude dans l'éducation première est destiné à devenir plus tard un instrument dont la privation s'est fait amèrement sentir à plus d'un praticien dans le cours de sa carrière. »

Ces vérités, si éloquemment exprimées par M. Dubois (d'Amiens), ne sauraient être mises en doute que par des hommes qui, dépourvus eux-mêmes de toute instruction, feignent de mépriser ce qu'il ne leur a pas été donné d'acquérir, et dont ils envient en secret la possession chez les autres.

Je ne répéterai point ce qui a été dit avant moi par des hommes de la plus grave autorité, sur la nécessité des langues anciennes. Ce sont là de ces lieux communs sur lesquels tous les gens de bonne foi sont d'accord. Qui ne sait que la langue de Virgile et celle d'Homère ont servi à édifier la nôtre ? Qui ne sait encore que les plus beaux monuments de la science médicale sont écrits en ces langues antiques, et sont en partie perdus pour ceux qui ne peuvent les lire que dans nos pâles et infidèles traductions ?

Mais il est un autre genre d'utilité qui ressort de l'étude des langues anciennes : c'est de fortifier les facultés de l'esprit en cultivant les qualités du cœur. L'intelligence, comme toutes les autres fonctions, se développe, s'étend et se rectifie par l'exercice. Or, quel exercice plus propre à ce résultat que cette gymnastique de la pensée à laquelle on soumet les jeunes gens dans leurs études premières? Quel moyen plus efficace que ces travaux journaliers de l'esprit pour faire naître en eux cette sagacité, cette pénétration, cette droiture de jugement si nécessaires dans l'étude des sciences? D'un autre côté, quels plus hauts enseignements de moralité, quels plus beaux exemples de toutes les vertus, quels sentiments plus élevés, plus patriotiques, que ceux qui brillent à chaque page des livres classiques de poésie et d'histoire dont ils doivent interpréter les textes? et par conséquent, quelle lecture, mieux que celle de ces livres, pourra féconder les qualités innées du cœur, initier les jeunes gens à la vie de citoyen, leur inspirer ces éternels principes de justice, d'honneur et de liberté qui ne doivent être étrangers à personne et encore moins au médecin?

J'en ai dit assez pour faire comprendre la nécessité d'une bonne éducation première chez le médecin; et si même je me suis étendu longuement sur ce sujet, c'est parce que, dans ces derniers temps, des hommes ont été assez aveugles pour frapper ces études de réprobation, pour se plaindre du temps qui leur est consacré dans les colléges, comme s'il était un moyen meilleur d'occuper l'activité de la jeunesse, de lui préparer le chemin de l'avenir, et d'armer son esprit pour la conquête ultérieure des sciences!

Loin de mépriser ces études, regrettons plutôt l'abandon que l'on a fait de la langue latine dans la composition des ouvrages scientifiques, et surtout

des mémoires ou travaux originaux. C'est là une
entrave au progrès. Beaucoup de ces travaux, écrits
en langues modernes, sont en effet perdus en dehors
des lieux où se parlent ces langues. Écrits en latin,
ils seraient lus partout, car la science est cosmopo-
lite, elle ne connaît pas de frontières, elle n'a pour
limites que les limites mêmes de l'esprit humain.
Il lui faut donc une langue universelle, générale
comme elle. De là, l'usage immémorial du latin
dans les communications scientifiques, usage malheureusement délaissé de nos jours, mais auquel on
reviendra, je l'espère, tôt ou tard

Mais l'instruction littéraire seule ne suffirait pas
pour aborder de pied ferme les études médicales ;
il faut encore que l'élève soit pourvu de notions élémentaires sur les sciences exactes, dont les procédés
sont indispensables à l'étude de toutes les autres
branches scientifiques. Je veux parler des mathématiques, qui forment le complément de l'éducation des colléges, et dont l'acquisition non-
seulement fournit à l'intelligence de nouveaux
instruments, mais encore, par la rigueur de la méthode, par la précision logique des déductions,
fortifie le jugement et donne à l'esprit ces habitudes
de justesse, d'ordre et de sévérité qui sont la
première condition du succès dans la carrière scientifique.

De là l'obligation imposée par les Facultés de
médecine aux élèves de se présenter à elles pourvus
des deux diplômes de bachelier ès lettres et de bachelier ès sciences. J'aurais beaucoup à dire sur

l'examen qui confère le premier de ces deux diplômes ; mais, dans la crainte de sortir de mon sujet,
je me bornerai à parler de l'examen du baccalauréat ès sciences physiques, ce que je ferai dans le
chapitre suivant.

Cependant je ne terminerai point celui-ci sans
exprimer le vœu déjà formé par le congrès médical, que l'enseignement de la Faculté soit complété
par une chaire d'*histoire* et de *philosophie médicales*.
Je ne saurais mieux faire, pour en exposer la nécessité, que de rapporter ici les raisons que donne
à ce sujet M. Dézeimeris :

« *L'observation directe*, dit-il, est la véritable méthode d'étudier les sciences médicales partout où
elle est applicable ; pour le reste il n'y en a pas
d'autres que l'observation reçue de ceux qui ont
pu la faire directement, c'est-à-dire l'histoire.

« L'étendue relative du champ de ces deux méthodes varie selon la nature des sciences et selon la
disposition des esprits qui les cultivent aux diverses
époques.

« Il y a une portion considérable de la science
médicale, et une plus grande encore de l'art de
guérir, qui n'a d'autre base que l'histoire, et dont
le degré de certitude se mesure uniquement sur le
degré de perfection de cette histoire, laquelle est
faite avec plus ou moins de critique, et d'une manière plus ou moins complète. Ainsi repousser l'histoire du nombre des études médicales, c'est anéan-
tir une partie considérable de la science et de l'art.

« Il y a eu des époques où l'enseignement historique était presque le seul enseignement qu'on donnât en médecine, où l'histoire était la seule source où l'on cherchât à puiser la connaissance de la vérité. Content des notions acquises pendant les siècles écoulés, ou seulement durant quelques siècles, dans la période des Grecs et des Romains, on renonçait volontairement à faire un pas au delà de la limite qu'ils avaient atteinte. Par cette abnégation de toutes les facultés de leur entendement faite au profit de la mémoire, les savants des quinzième et seizième siècles condamnaient leurs travaux à une stérilité qui les a fait tomber dans le mépris.

« Ils avaient sacrifié l'observation à l'histoire ; ils ne furent que l'écho du passé. Dès que ce passé fut abordable pour tout le monde, on n'eut plus rien à leur demander, et l'on put s'avancer dans la voie du progrès sans remarquer désormais qu'ils y eussent laissé la moindre trace.

« D'un autre côté, l'enthousiasme qu'excitèrent les premières découvertes dues à l'étude directe de la nature et à l'application de la méthode expérimentale jeta les esprits dans l'excès opposé. Absorbés tout entiers par l'étude des productions de la nature, par les recherches anatomiques, par l'observation des maladies dont les exemples se multipliaient incessamment sous leurs yeux, les médecins négligeaient tout le reste. Sacrifiant complétement l'histoire à l'observation, perdant les richesses du passé plus rapidement encore qu'ils ne faisaient de nouvelles acquisitions, ils renouvelèrent véritablement la fable des Danaïdes.

« Les médecins de notre siècle n'ont pas été exempts de ce travers. Naguère encore, sous la domination d'une doctrine qui se disait neuve, et qui avait, comme tant d'autres, la prétention d'être vraie, on regardait comme parfaitement inutile de s'occuper d'autre chose que de ce qu'elle enseignait, et l'on tenait pour perdu tout le temps passé à étudier d'autres livres que ceux où elle était exposée ; la chute de cette doctrine a amené une réaction profonde dans les esprits. Il n'est pas un seul médecin comprenant les besoins de la science et de l'art qu'il cultive qui ne reconnaisse la nécessité plus impérieuse et plus pressante que jamais de renouer avec le passé la chaîne des observations et des expériences, pour donner de plus larges bases aux principes scientifiques qui doivent en sortir, et plus de certitude aux préceptes de la pratique. Mais ce besoin si vivement senti, l'enseignement de nos Facultés de médecine, et celui de la plus riche d'entre elles, fournit-il les moyens de le satisfaire ? En l'absence d'un enseignement professoral, la littérature médicale fournit-elle seulement un guide qui facilite l'étude du passé à celui qui aurait le courage d'en braver les difficultés et se déterminerait à l'aborder par lui-même ? La réponse à ces questions n'est pas douteuse. Non, la partie historique de la science et de l'art n'est point enseignée dans les ouvrages classiques où les élèves en puisent les principes ; non, elle ne l'est pas, ni même dans le cours où on leur développe les principes ; elle ne l'est pas ni ne peut l'être. Ce ne serait pas trop d'une vie entière consacrée à ce genre d'études pour être en état de l'enseigner avec quelque succès.

« Il suit de ce qui précède que le développement historique de la médecine, prise dans son ensemble et dans chacune de ses parties, dans ses généralités et dans tous ceux de ses détails qui ont quelque importance, doit faire l'objet d'un enseignement à part. Il serait nécessaire de joindre à cet enseignement celui de la *bibliographie médicale*, qui, dans cette masse effrayante de livres dont se compose la littérature médicale, signale aux élèves ceux qui méritent d'arrêter particulièrement leur attention. »

Je n'ai rien à ajouter à ces paroles, si ce n'est le vœu que je forme pour l'accomplissement du désir qu'elles expriment; mais, en attendant qu'il soit donné satisfaction à ce besoin de l'enseignement médical, je dois ici indiquer aux élèves les sources où ils pourront puiser en partie cette instruction si nécessaire, c'est-à-dire les livres spéciaux consacrés à l'histoire de la médecine.

Sprengel. — Histoire de la médecine, depuis son origine jusqu'au xix⁰ siècle, avec l'Histoire des principales, opérations chirurgicales, et une table générale des matières, traduite de l'allemand, par le docteur *A. J. L. Jourdan*; Paris, 1815-1820, 9 vol. in-8.

Répertoire trop volumineux pour être lu par des élèves dans son ensemble, mais très-utile pour des recherches spéciales.

Gasté. — Abrégé de l'Histoire de la médecine, consi-

dérée comme science et comme art, dans ses progrès et dans
son exercice, depuis son origine jusqu'au xixᵉ siècle; Paris,
1835, in-8.

Sprengel en miniature.

Dezeimeris, Ollivier et **Raige Delorme**. — Dictionnaire historique de la médecine ancienne et moderne, ou Précis
de l'histoire générale, technologique et littéraire de la médecine, suivi de la Bibliothèque médicale du xixᵉ siècle et d'un
Répertoire bibliographique par ordre de matières; Paris,
1828, 7 parties in-8.

Bon à consulter comme tous les dictionnaires
bien faits.

Dezeimeris. — Lettres sur l'histoire de la médecine et
sur la nécessité de l'enseignement de cette science; Paris,
1838, in-8.

Les paroles que je viens de citer sur la nécessité
d'un enseignement historique de la médecine sont
extraites de cet ouvrage. C'est-dire que j'en approuve
et la forme et le fond. Toutefois, ces lettres s'adressent plutôt à des médecins qu'à des élèves.

P. V. Renouard. — Histoire de la médecine depuis
son origine jusqu'au xixᵉ siècle ; Paris, 1846, 2 vol. in-8.

Excellent ouvrage, que je recommande de préférence à tous les autres, aux élèves et aux médecins.
On trouvera dans ce livre, d'une lecture agréable et
facile, des aperçus ingénieux, des détails intéressants,
une science étendue, une discussion large et philosophique de toutes les doctrines médicales qui ont
régné aux diverses époques de l'histoire. Tout cela
en un style toujours pur et élégant.

Littré. — Introduction aux OEuvres complètes d'Hippocrate.

Malgaigne. — Introduction aux OEuvres complètes d'Ambroise Paré.

Je recommande vivement la lecture et la méditation de ces deux travaux, dont l'un est un modèle de savoir, de saine critique et d'érudition, et dont l'autre contient les plus belles pages qu'on ait écrites sur l'histoire de la chirurgie.

Pariset. — Histoire des membres de l'Académie royale de médecine, édition publiée par F. Dubois (d'Amiens); Paris, 1850, 2 vol. in-12.

Recueil de 36 éloges des hommes qui ont illustré la médecine pendant un demi-siècle; nobles exemples à suivre, racontés dans ce style brillant et fleuri dont le célèbre secrétaire de l'Académie de médecine possédait si bien le secret.

Monfalcon. — Précis de Bibliographie médicale; Paris, 1837, in-18.

Ouvrage fort utile, et dont je recommande la deuxième table méthodique comme un guide précieux dans le choix des ouvrages nécessaires à l'étudiant en médecine et au médecin praticien. Malheureusement ce livre est déjà fort en arrière de notre époque si féconde en productions scientifiques. Il serait fort à désirer qu'on en fît une nouvelle édition mise en rapport avec l'état actuel de notre bibliographie. Je m'efforcerai dans le cours de cet ouvrage de combler cette lacune.

Tels sont les principaux ouvrages dans lesquels

les élèves pourront étudier les vicissitudes de la médecine depuis son origine jusqu'à nous. Ils trouveront, dans cet héritage des siècles, de grands et utiles enseignements. Ils verront comment s'est formée la noble science à laquelle ils se vouent, par quelle suite de travaux et d'efforts s'est élevé l'édifice médical ; ils assisteront aux luttes ardentes des systèmes et des doctrines qui tour à tour ont régné dans les écoles ; ils apprendront ce que firent les hommes qui s'illustrèrent avant eux dans la carrière qu'ils parcourent ; et, dans cette contemplation du passé, ils trouveront un encouragement pour l'avenir !

CHAPITRE IV.

BACCALAURÉAT ES SCIENCES PHYSIQUES. — TROISIÈME EXAMEN
DU DOCTORAT. — PREMIER EXAMEN DE FIN D'ANNÉE.
— MATHÉMATIQUES, PHYSIQUE, CHIMIE
ET HISTOIRE NATURELLE.

Pour être admis à l'examen du baccalauréat ès sciences physiques, il faut justifier du titre de bachelier ès lettres.

Cet examen a pour objet : les mathémathiques élémentaires, la physique, la chimie et l'histoire naturelle.

Le premier examen de fin d'année comprend : la physique, la chimie et l'histoire naturelle.

Le troisième examen du doctorat comprend encore la physique, la chimie et l'histoire naturelle appliquées à la médecine.

En résumé, ces trois examens roulent sur le même objet : les sciences physiques et les sciences naturelles dites *accessoires* de la médecine. On voit, par ce luxe de précautions dont la Faculté s'est entourée pour s'assurer que les élèves ont étudié ces matières, l'importance qu'à juste titre elle y attache. Et pourtant, soit par le manque de méthode dans l'étude ou dans l'enseignement de ces sciences, soit par la tiédeur avec laquelle les élèves, qui, en général, n'en comprennent pas la nécessité, s'en occupent, la plupart sortent de l'École avec des connaissances fort incomplètes ou nulles sur ce point. Combien de docteurs savent, je ne dirai pas parfaitement, mais même passablement la physique, la chimie et l'histoire naturelle ? Certes, il en est fort peu ; et c'est là un grand mal. Car, privé de ces notions, il est impossible que le médecin marche d'un pas assuré dans sa carrière ; je dirai plus, il est impossible qu'il possède suffisamment les sciences médicales pour bien pratiquer son art ; en un mot, qu'il soit à la hauteur de sa mission.

Comment, en effet, pourra-t-il mesurer les rapports qui unissent l'homme à la nature entière , les connexions étroites et multipliées qui rattachent son existence à celle de tous les êtres, et d'où résulte cette alternative mutuelle d'action de la part du monde extérieur et de réaction de la part de l'organisme humain, s'il ignore les lois éternelles qui régissent la matière brute et organisée ? Comment appréciera-t-il la part que prennent aux phénomènes de la vie les forces physiques et chimiques, si préalablement il n'en sait les effets ? Quelle connaissance enfin pourra-t-il avoir des fonctions de la vie, la respiration, la digestion, la circulation, etc., soit dans leur état normal, soit dans leurs conditions anormales ou pathologiques , s'il n'a point étudié avec soin les agents naturels qui en soutiennent ou peuvent en troubler l'action? Et, si l'on considère que c'est aux substances minérales ou organiques des trois règnes que l'homme malade demande des remèdes à ses souffrances, comment le médecin pourra-t-il indiquer ces remèdes et les préparer avec sécurité sans le secours de l'histoire naturelle et de la chimie?

Toutes ces vérités sont tellement vulgaires, que je me serais abstenu de les reproduire, si, comme je l'ai dit en commençant, les sciences accessoires n'étaient beaucoup trop négligées par les élèves. Je ne saurais donc trop insister pour leur en faire sentir toute l'importance, et pour les exciter autant qu'il est en moi à l'étude de ces sciences, qui sont comme le piédestal de toutes celles qu'ils devront plus tard acquérir. C'est donc par elles qu'il faut commencer les études médicales, et ce n'est pas trop de la première année pour cet indispensable travail.

Mais dans quel ordre et suivant quelle méthode doit-on faire cette étude? quelles sont les parties de ces sciences auxquelles il faut principalement s'attacher? quels sont les points de vue les plus favorables, quant à sa spécialité, sous lesquels doit les envisager le futur médecin! Ces questions sont très-importantes, car il est évident que le médecin ne peut être ni physicien, ni chimiste, ni naturaliste, dans toute l'acception de ces termes, mais qu'il doit seulement connaître des sciences physiques et naturelles ce qui lui est nécessaire pour la pratique de son art. Et, d'ailleurs, l'exiguïté du temps qu'il peut y consacrer ne lui fait-elle pas une loi de les étudier ainsi? Je vais répondre à toutes ces questions en traçant un tableau général de chacune de ces sciences préliminaires mise en rapport avec la médecine.

Et d'abord, avant d'entreprendre leur étude, il faut que l'esprit soit pourvu des instruments nécessaires pour en vaincre aisément les premières difficultés. Dans les sciences physiques, en effet, et même dans quelques-unes des sciences naturelles et médicales, nous aurons des évaluations à faire, des espaces, des temps, des volumes à mesurer, des forces à apprécier, des mouvements à calculer, des proportions à établir, en un mot, nous aurons à soumettre au nombre et à la mesure ce qui *est* dans l'espace et qui se *fait* dans le temps, les corps et leurs phénomènes, dualité qui donne l'expression la plus générale de toute science. De là les applications des MATHÉMATIQUES et de la STATIQUE.

J'ai dit que les mathématiques formaient le complément des études classiques. Mais la plupart des élèves qui se destinent à la médecine sortent des lycées dépourvus de notions suffisantes de cette science pour subir aussitôt avec succès l'examen du baccalauréat ès sciences physiques. Cela tient à ce que, dans ces établissements, les cours de mathématiques ne sont ordinairement bien suivis que par les élèves qui se préparent à concourir pour les écoles spéciales, tandis que les autres négligent presque tous cette partie de l'enseignement universitaire.

Il est donc nécessaire que l'étudiant en médecine, avant d'aborder les autres sciences, complète sous ce rapport son instruction première.

Pour bien étudier ainsi que pour bien enseigner les mathématiques, il faut non-seulement un jugement solide, un esprit sévère, une grande force d'attention, mais il faut encore en avoir le goût et en sentir l'importance. Cette science admirable, soit qu'on la considère en elle-même, soit qu'on l'étudie dans ses applications, est la manifestation la plus évidente de la puissance de l'esprit humain. Partant d'un petit nombre de principes incontestables ou axiomes, vérités premières qu'elle ne peut démontrer en raison même de leur simplicité, s'appuyant sur quelques idées les plus générales de toutes, comme l'étendue, le temps, l'espace, le nombre, elle les envisage d'une manière abstraite, en pénètre la nature, et, par la seule force du raisonnement, en découvre les merveilleuses propriétés.

Ces propriétés, une fois découvertes, trouvent leur réalisation dans les phénomènes physiques dont elles formulent les conditions présentes ou prévoient les manifestations futures. Car tout, dans la nature, est soumis à la loi du nombre et du temps : soit que l'on descende des mouvements astronomiques aux principes de la physique terrestre, soit que, pénétrant dans la masse intime des corps, on mesure par l'analyse leurs forces moléculaires, partout on rencontre l'harmonie des nombres comme expression générale des lois qui régissent la matière. De quelle nécessité n'est donc pas cette science, dont les formules gouvernent, pour ainsi dire, notre univers !

Malheureusement il est peu d'élèves qui étudient les mathématiques avec goût : le tableau noir, le morceau de craie et l'éponge, leurs attributs indispensables, loin d'avoir pour eux de l'attrait, ne leur inspirent le plus ordinairement que de la répugnance. Cela tient à ce que ces vérités abstraites, formulées et démontrées indépendamment de tout phénomène sensible, fatiguent facilement l'esprit qui, n'apercevant point encore où ce travail métaphysique le conduit, se dégoûte promptement d'une science dont il ne prévoit ni le but ni l'utilité prochaine.

Cette remarque s'applique surtout aux élèves en médecine. A quoi bon tout cela ? disent-ils souvent. Que nous servira pour la pratique de la médecine de savoir résoudre une équation, extraire une racine, inscrire un polygone ?..... Et ils se prennent à maudire un examen qu'ils regardent comme une entrave inutile.

Il est donc essentiel de les désabuser sur ce point en leur faisant voir, au contraire, tout le parti qu'ils peuvent tirer de la connaissance des mathématiques, par des exemples bien choisis de leurs applications nombreuses à l'art de guérir. Ceci démontre l'avantage qu'il y aurait à ce que l'enseignement préparatoire au baccalauréat ès sciences physiques ne fût pratiqué que par des hommes versés eux-mêmes dans les sciences médicales.

Les mathématiques, en effet, ne forment point

pour nous un corps de science, mais seulement une préparation scientifique, une acquisition de procédés applicables plus tard à l'étude d'autres spécialités. Il importe donc de ne leur emprunter que les parties rigoureusement nécessaires à ces applications, en abandonnant le reste aux hommes qui font de cette science leur unique et constante occupation. C'est cette pensée qui a présidé évidemment à la rédaction du programme pour le baccalauréat ès sciences physiques, et qui dirige le plus souvent les examinateurs dans les questions qu'ils adressent aux candidats.

Envisagées sous ce point de vue pratique, les mathématiques, je le répète, sont de la plus urgente nécessité pour les futurs médecins : « Elles constituent, dit M. Dubois (d'Amiens), l'instrument par excellence de toute recherche exacte ; sans elles on ne saurait faire des progrès dans aucune des branches élevées de la science... Comme il faut, ajoute cet auteur, pour arriver à l'étude de l'homme, passer par l'étude des sciences exactes, qui, elles-mêmes, ne peuvent être bien comprises qu'à l'aide des mathématiques, il en résulte que celles-ci doivent être préalablement étudiées. »

Mais là ne se bornent pas les avantages de l'étude des mathématiques ; il ressort de cette gymnastique intellectuelle une utilité plus générale peut-être : c'est de former l'esprit et de fortifier la raison. Cette science rigoureuse accoutume à ne se pas contenter des apparences, à chercher des preuves solides, et à discerner ainsi les raisons convaincantes et démonstratives des simples probabilités; en un mot , elle résume par excellence l'art de prouver et surtout de penser juste. Or, qui plus que le médecin a besoin de cette sévérité de jugement, de cette force de logique, de cette justesse d'esprit que donne l'étude des mathématiques? Cette considération seule suffirait pour en justifier la nécessité.

A la suite des mathématiques proprement dites, vient se placer, dans l'ordre des études que le médecin doit faire, la STATIQUE OU MÉCANIQUE PHYSIQUE, qui n'est elle-même qu'une branche des mathématiques générales, et dont la connaissance est indispensable pour l'explication de plusieurs fonctions de l'organisme humain. Cette science a pour objet les conditions auxquelles doivent satisfaire les corps pour être en repos ou en équilibre. Elle s'occupe en conséquence des *forces* dont elle mesure les effets et calcule les rapports. Elle traite ensuite de la manière dont ces forces doivent être employées pour des travaux déterminés, c'est-à-dire des *machines* ou instruments destinés à placer celles-ci dans les meilleures conditions possibles pour la production de leurs effets.

Cette science trouve de nombreuses applications en physiologie et en chirurgie. Comment, en effet, expliquer sans son secours tous les phénomènes de la locomotion, l'action des muscles, le jeu des articulations, la puissance des leviers que présente le squelette? comment se rendre compte, sans la connaissance de ses lois, de cette sage et admirable économie de forces et de mouvements dont notre organisation offre dans tous ses points l'exemple inimitable? D'un autre côté, quelle idée pourra-t-on se former du mécanisme des luxations, des fractures et d'une foule d'autres lésions traumatiques, ainsi que des instruments et appareils que la chirurgie met en usage, si l'on ignore les principes de cette science, sur lesquels toutes ces notions reposent? La statique doit donc faire partie des matières qui composent l'instruction de l'étudiant en médecine, et c'est avec raison qu'on l'exige du candidat au baccalauréat ès sciences physiques.

Mais, après avoir envisagé d'une manière *abstraite* l'espace et le temps, après avoir appris à mesurer l'étendue, à calculer les forces, à déterminer leurs effets, il faut passer à l'étude *positive* de ce qui *est* dans l'espace et de ce qui se *fait* dans le temps, c'est-à-dire à l'étude des corps et de leurs phénomènes.

En premier lieu, on s'attachera aux propriétés essentielles et les plus générales de la matière, comme l'étendue, l'impénétrabilité, la divisibilité, la porosité, la mobilité, etc., ainsi qu'aux grands faits dynamiques qui résultent de la pesanteur universelle, de la chaleur, de l'électricité, du magnétisme et de la lumière, dont on reconnaîtra expérimentalement les lois générales. Ce sera l'objet de la PHYSIQUE proprement dite.

Puis, pénétrant plus profondément dans la nature intime de la matière, on étudiera les propriétés particulières de chaque corps, sa structure, sa forme, sa composition moléculaire; et, poursuivant l'analyse jusqu'à son dernier terme, on arrivera enfin aux *atomes*, dont on observera les actions mutuelles,

les lois, les forces, les attractions électives, l'affinité, etc. Ce sera l'objet de la CHIMIE.

Mais, après cette double investigation, un nouveau spectacle, un nouveau monde, vont s'offrir à
la pensée humaine. La matière, qui tout à l'heure
encore était sous nos yeux inerte et passive, va re-
vêtir de nouvelles formes, prendre de nouveaux
caractères, obéir à de nouvelles lois, en un mot,
elle va *s'organiser*. Elle va devenir le théâtre d'un
nouveau phénomène, incompréhensible dans son
essence, impénétrable dans sa cause, perceptible
seulement dans ses effets : la VIE. L'étude des êtres
dans lesquels ce phénomène se manifestera, végétaux et animaux, et dont l'homme est l'expression
la plus élevée, cette étude, dis-je, envisagée au
point de vue de l'organisation de ces êtres, des
fonctions ou actes qu'ils accomplissent, de leurs
formes, de leur origine, de leurs habitudes, de
leurs mœurs, de leur classification, de leur produits, etc., constituera l'HISTOIRE NATURELLE, laquelle
comprendra, de plus, la connaissance des minéraux
qui forment l'écorce du globe.

Telles sont, après les mathématiques, les trois
sciences dont l'étudiant en médecine doit connaître
les éléments avant d'entrer dans sa spécialité. Re-
prenons maintenant, chacune d'elles en particulier,
et voyons de quelle utilité elles peuvent être au
médecin ; quelles applications il peut en faire à l'art
de guérir ou aux sciences sur lesquelles cet art repose. Les détails dans lesquels nous allons entrer
compléteront ce que nous avons dit au commence-

ment de ce chapitre sur l'importance de ces études, et indiqueront en même temps aux élèves les parties de ces sciences qu'ils doivent s'efforcer d'acquérir.

Les sciences médicales auxquelles la PHYSIQUE fournira les plus nombreuses et les plus utiles applications sont la physiologie, la thérapeutique et l'hygiène. Ainsi, les lois de la *pesanteur* donneront les principes de la statique du corps humain ; elles apprendront à en déterminer les conditions d'équilibre dans ses diverses attitudes ; *l'hydrostatique* et *l'hydrodynamique* éclaireront un grand nombre de questions relatives à la circulation ; les propriétés des *fluides élastiques* feront connaître une partie du mécanisme de la respiration ; les lois de la *chaleur* feront comprendre les modes de production et de propagation de ce fluide dans l'économie ; elles fourniront à l'hygiène publique et privée des préceptes nombreux, à la thérapeutique de puissants modificateurs. Il en sera de même de *l'électricité* et du *galvanisme.* Enfin *l'acoustique* et *l'optique* donneront la théorie des deux plus belles fonctions de l'organisme, l'audition et la vision, et serviront à établir de précieux instruments, soit pour remédier aux infirmités des organes de l'ouïe et de la vue, soit pour en augmenter la puissance et étendre le champ de leurs investigations.

La CHIMIE MINÉRALE et surtout la CHIMIE ORGANIQUE seront d'un plus puissant secours encore à la médecine ; elles jetteront les plus vives lumières sur toutes les branches qui la composent. Ainsi, la physiologie y puisera l'explication des phénomènes les plus intimes de la respiration, de la digestion, de la nutrition ; la pathologie apprendra d'elles les modifications que subissent dans les maladies les fluides de l'organisme ; elle leur demandera la composition des produits anormaux qui prennent naissance dans nos cavités et dans nos tissus, ainsi que leur mode de formation ; la thérapeutique, la matière médicale et la pharmacie y trouveront les plus utiles renseignements sur l'emploi des médicaments, sur l'art de les préparer, de les formuler, etc. ; la toxicologie, tantôt leur empruntera ses plus puissants antidotes, tantôt, conduite par l'analyse, ira rechercher jusque dans les profondeurs des organes le poison versé par une main coupable, et vengera la société en fournissant aux juges la preuve matérielle du crime.

L'histoire naturelle enfin sera le terme moyen, la transition la plus sûre qui conduira le futur médecin de l'étude des sciences physiques à celle des sciences médicales. En lui déroulant le tableau de l'organisation progressive des êtres, depuis la cellule vivante jusqu'aux animaux les plus compliqués, elle l'initiera aux merveilles de l'anatomie humaine. Elle lui fournira des points précieux de comparaison pour l'intelligence des fonctions de l'organisme, et plus tard elle lui indiquera les substances salutaires avec lesquelles il soulagera les souffrances de ses semblables.

Telles sont les sciences *accessoires* de la médecine; telle est leur importance comme préparation aux sciences médicales. Examinons maintenant la mé-

thode qu'il convient de suivre dans leur étude, méthode dont je ne puis exposer ici que les principes
généraux. Quant aux détails, j'en ai longuement
traité dans un ouvrage spécial dont je parlerai
plus loin, et auquel sont empruntés les principaux
développements de ce chapitre.

Le premier conseil que je donnerai aux jeunes
gens qui se destinent à la médecine, c'est de s'occuper uniquement du baccalauréat ès sciences aussitôt après leur réception au grade de bachelier ès
lettres. *Réglez au plus vite vos comptes avec la Sorbonne*, ai-je pour habitude de dire à tous les élèves
qui viennent me demander avis. C'est qu'en effet,
je sais, par de nombreux exemples, à quels tristes
mécomptes s'exposent ceux qui, dans le vain espoir
de gagner du temps, veulent faire marcher de front
l'étude des sciences médicales proprement dites, et
en particulier l'anatomie, avec leur préparation au
baccalauréat ès sciences physiques. Je pourrais citer
des élèves parvenus jusqu'à l'internat qui n'ont pu
se faire recevoir docteurs pour avoir négligé de
prendre leur diplôme en temps opportun. Je ne
saurais donc trop recommander aux jeunes gens de
ne point passer leur première année de médecine
sans avoir subi cette épreuve, dont la préparation
d'ailleurs, pourra coïncider avec celle du premier
examen de fin d'année, puisque, les mathématiques
exceptées, les deux examens roulent sur les mêmes
matières.

Quoi qu'il en soit, dans ses études particulières
des mathématiques, de la physique, de la chimie et

de l'histoire naturelle, l'élève en médecine devra se conformer aux préceptes suivants :

I. S'exercer le plus possible sur un tableau, pour se familiariser avec les conditions matérielles des examens dans les facultés des sciences. Ce n'est qu'à ce prix que l'on peut prendre ce que l'on appelle l'*habitude du tableau*.

II. En *arithmétique*, s'appliquer surtout à la démonstration des principes généraux, soit par les chiffres, soit plutôt par l'emploi des facteurs littéraux, qui fixent mieux la pensée et habituent l'esprit aux généralités du raisonnement. Ne pas négliger toutefois les applications de ces principes aux calculs usuels.

III. En *géométrie*, copier sur le tableau, ou, à défaut de celui-ci, sur les pages d'un cahier, les figures représentées sur les planches du livre ; puis, suivre attentivement la démonstration écrite, et ne *jamais passer au théorème suivant sans s'être rendu maître du précédent*. Quand on aura compris la démonstration du livre, fermer celui-ci, et s'exercer à répéter seul les détails du théorème, *en changeant les lettres de la figure*, jusqu'à ce qu'on puisse reproduire seul le raisonnement.

IV. En *algèbre*, s'exercer principalement à la résolution des équations des deux premiers degrés, et répéter souvent cet exercice sur des problèmes variés, afin de se familiariser avec le langage et les notations algébriques.

V. Suivre pour la *statique* la marche indiquée au paragraphe 5, pour la géométrie.

VI. En *physique*, s'occuper avant tout des lois et des principes généraux, puis des applications de ces principes à la médecine et à l'industrie. S'exercer également sur les principaux problèmes relatifs à la pesanteur, à l'hydrostatique, aux propriétés des gaz et à l'optique.

VII. En *chimie*, étudier avec soin les lois de l'affinité, les propriétés particulières et les divers modes de préparation des corps inorganiques et organiques, avec leurs usages en médecine et dans les arts. S'exercer surtout à la rédaction des *formules atomiques*.

VIII. En *histoire naturelle*, étudier d'abord les éléments de la minéralogie et de la géologie, puis les grandes fonctions de l'organisme avec leurs modifications dans les classes de la série animale ; l'organographie et la physiologie végétales, les familles naturelles et leurs usages en médecine. Observer le plus possible la nature, et pour cela, mettre à profit les collections publiques et les jardins du Muséum et de la Faculté.

Tels sont les préceptes généraux dont l'expérience m'a démontré l'utilité. Il ne me reste plus, pour compléter ce chapitre, qu'à indiquer aux élèves les sources où ils pourront puiser leur instruction préparatoire aux examens dont nous nous occupons en ce moment. Ces sources se divisent naturellement en deux ordres, l'enseignement oral et l'enseignement écrit, les cours et les livres. Nous ne parlerons ici que des cours qui se font à Paris. Quant à ceux des autres Facultés de médecine et des écoles préparatoires, on en trouvera plus loin l'indication dans des chapitres spéciaux.

COURS.

Les cours se divisent en cours *officiels* et en cours *particuliers*. Les premiers sont ceux de la Faculté de médecine, de la Faculté des sciences, du Collége de France et du Muséum d'histoire naturelle ; les seconds appartiennent à l'enseignement libre.

COURS OFFICIELS.

Ces cours sont fort nombreux et répondent largement aux besoins actuels de l'enseignement. Dans la revue que je vais en faire, j'indiquerai non-seulement les cours de la Faculté de médecine, mais encore ceux de la Faculté des sciences, du Collége de France et du Muséum d'histoire naturelle, que les élèves peuvent suivre avec fruit.

FACULTÉ DE MÉDECINE.

Cours de chimie.

(Semestre d'hiver.)

COURS DE CHIMIE MINÉRALE, M. ORFILA, PROFESSEUR.

Ce cours est un des mieux faits et des plus suivis de tous ceux de la Faculté. Clarté et précision inimitables dans l'exposition des faits et des théories ; parole facile, expression toujours juste et pittoresque, animation dans le geste, voix vibrante, regard pénétrant, tout concourt à faire de M. Orfila le type, l'idéal du professeur. On reproche cependant à M. Orfila des redites trop fréquentes. Ce reproche est en apparence fondé ; M. Orfila, en effet, se répète, très-souvent... Mais tel est le charme de son langage, que ces redites, fatigantes dans la bouche des autres, plaisent dans la sienne. D'ailleurs, ce prétendu défaut est une des qualités de ses leçons : M. Orfila n'oublie jamais que sa parole s'adresse à de jeunes intelligences, peu familières encore avec les difficultés de la science. Or, ce qu'ambitionne avant tout ce professeur, c'est de se faire comprendre. On croirait à l'entendre, dire et redire de sa voix sonore les vérités de la science, qu'il cherche à les buriner, à les incruster, à les marteler, en quelque sorte, dans l'esprit de ses auditeurs. C'est là son art et sa force. Ajoutons, pour compléter ce tableau, un zèle infatigable, une ardente sollicitude pour l'instruction de ses élèves et une justice pleine de bienveillance aux examens. Tel est M. Orfila. Il serait à désirer pour la science et pour les élèves que tous ses collègues cherchassent à l'imiter.

Cours de chimie organique et de pharmacie.

(Semestre d'été.)

M. DUMAS, PROFESSEUR.

M. Dumas a déserté l'enseignement pour suivre la politique : il a quitté la chaire pour un siége à l'Assemblée, sa toge de professeur pour un porte-feuille de ministre. Sa voix éloquente, qui naguère groupait par milliers les auditeurs dans l'enceinte devenue trop étroite des amphithéâtres de la Faculté de médecine et de la Sorbonne, a été se perdre dans nos orageuses séances parlementaires. Heureusement la politique est changeante ; les ministres passent, M. Dumas le sait déjà..... Espérons donc, n'en déplaise à la politique, revoir un jour le savant professeur reprendre dans l'enseignement la place qu'il occupait avec tant d'éclat.

En attendant, c'est à un agrégé, M. Wurtz, que la Faculté a confié le périlleux honneur de remplacer M. Dumas. La Faculté ne pouvait faire un meilleur choix. Une instruction solide, une mémoire étendue, un esprit ardent et mesuré, à la fois capable de descendre aux plus petits détails de la science, et de s'élever jusqu'aux plus hautes généralisations, telles sont les qualités incontestables de ce jeune professeur. Les seuls défauts que nous ayons à lui reprocher, défauts qui ne sont d'ailleurs que le résultat d'une trop grande activité de corps et d'esprit, sont une diction trop précipitée, une surabondance de gestes et de mouvements qui fatiguent l'auditeur, et nuisent à la clarté des démonstrations. Cela est d'autant plus regrettable, que cette clarté, toujours si nécessaire, doit être ici plus parfaite qu'ailleurs, si le professeur veut laisser dans l'esprit de ses élèves quelques traces de cette science encore informe, vrai chaos de mots et de formules barbares, que l'on appelle chimie organique. Certes, il fallait du courage pour aborder, après M. Dumas, l'enseignement d'une pareille matière. La science et les élèves sauront gré à M. Wurtz du zèle qu'il a déployé dans l'accomplissement de cette tâche difficile, et sauront reconnaître aussi le talent remarquable dont il a fait preuve.

Cours de physique médicale.

(Semestre d'hiver.)

M. GAVARRET, PROFESSEUR.

Dans la première édition de cet ouvrage, nous reprochions à M. Gavarret de ne point faire son cours complet, et de le placer en été, après le cours de chimie minérale, ce qui était essentiellement contraire à la marche régulière et méthodique des études de première année. M. Gavarret a reconnu lui-même les inconvénients que nous signalions : aujourd'hui son cours embrasse toutes les parties de la physique, et il a lieu pendant le semestre d'iver·

M. Gavarret a parfaitement saisi le but de son enseignement; il a compris qu'un cours de physique à la Faculté de médecine ne devait être considéré que comme une préparation aux études médicales proprement dites. Aussi, s'est-il attaché à le rendre de plus en plus pratique, en exposant avec le plus grand soin et avec tous les développements possibles, les nombreuses applications de la physique générale aux sciences médicales. C'est là le caractère vraiment original de son enseignement. Comment se fait-il donc que des leçons si intéressantes et si instructives n'attirent cependant qu'un nombre assez restreint d'auditeurs?...... C'est qu'il manque à M. Gavarret ce qui séduit la foule, ce qui groupe autour d'une chaire les grandes assemblées, ce que les maîtres de l'art considèrent comme la condition première de l'éloquence, ce qui fait, en un mot, l'orateur..., l'action! M. Gavarret a cependant la parole facile, sa phrase est toujours correcte; mais l'absence d'accentuation, de verve, de mouvement, jette sur son discours une sorte de froideur et de monotonie que ne rachète pas tout l'intérêt scientifique de son enseignement. Ce reproche, comme on le voit, est l'inverse de celui que nous adressions tout à l'heure à M. Wurtz, tant la juste mesure dans l'art est difficile à atteindre!

Néanmoins, malgré ce défaut de forme, que M. Gavarret me pardonnera sans doute de lui avoir signalé, ce cours, je le répète, est extrêmement utile, et j'engage les élèves à le suivre assidûment.

Cours d'histoire naturelle médicale.

(Semestre d'été.)

M. Ach. RICHARD, professeur.

Tout ce que j'ai dit de l'enseignement de M. Orfila s'applique à celui de M. Richard. Même précision dans le langage, même clarté dans les détails, même ordre, même méthode dans l'exposition. Son discours a toute la grâce, toutes les séductions du sujet qu'il traite. Ses descriptions organographiques du règne végétal sont autant de peintures où vous retrouvez toute la variété des couleurs, toute l'élégance et la délicatesse des formes originales. M. Richard possède de plus une rare habileté pour résumer ses leçons. Ce langage aphoristique, dans lequel il reprend chacune de ses démonstrations, n'appartient qu'à lui, et forme un des traits vraiment caractéristiques de son enseignement. Ajoutez un maintien plein d'aisance et de distinction, un geste toujours mesuré, et vous aurez le portrait fidèle de ce professeur éminent.

Et maintenant, si vous vous demandez quel est le secret de son art, si vous cherchez la source où M. Richard puise ses belles facultés, vous la trouverez dans un ardent amour pour la science et pour les élèves auxquels il la transmet.

M. Richard a confié cette année à un de ses fils une partie de son cours. Nous avons assisté à une des leçons de ce jeune professeur, et en l'écoutant, nous pensions à ces familles privilégiées dans lesquelles la science et le talent se transmettent, de génération en génération, comme un patrimoine héréditaire.

FACULTÉ DES SCIENCES.

Cours de chimie.

(Premier semestre.)

M. BALARD, PROFESSEUR.

M. Balard a découvert le brome, frère cadet du chlore et de l'iode. Ce corps gisait, captif depuis des siècles, au fond des marais salans de la Méditerranée. M. Balard lui a donné l'espace et la liberté.

Et le brome a été reconnaissant. Il a porté le nom de son libérateur à tous les échos de la renommée; il lui a donné un fauteuil à l'Institut, une chaire à la Sorbonne, et une autre au Collége de France.

M. Balard est excellent chimiste et habile professeur, enseignant à merveille les lois de l'affinité et les procédés délicats de l'analyse. On reproche cependant à ce professeur d'apporter dans son enseignement un peu trop de sa vivacité méridionale. Le reproche peut être fondé, mais il n'empêche pas la foule d'accourir à ses leçons.

M. Balard est, de plus, un examinateur équitable et bienveillant, qualité qui, pour les candidats, n'ôte rien à son mérite.

Cours de chimie.

(Semestre d'été.)

M. DUMAS, PROFESSEUR.

C'est un jeune chimiste, M. Cahours, qui, cette

année a remplacé M. Dumas à la Sorbonne. Tout ce que nous pouvons en dire, c'est qu'il a su fixer dans son amphithéâtre les auditeurs habituels du professeur dont il tenait la place.

Cours de physique.

(Semestre d'hiver.)

M. POUILLET, PROFESSEUR.

M. Pouillet est encore un de ces heureux professeurs qui savent parer la science de toutes les séductions du langage, la populariser et la faire aimer. Il est, de plus, avantage immense dans l'enseignement de sa spécialité, expérimentateur brillant et hardi, d'une adresse et d'une élégance achevées dans la manœuvre des instruments. Un autre genre de mérite dont on doit savoir gré à ce professeur, c'est d'avoir rendu la physique accessible à toutes les intelligences en la débarrassant le plus possible de son pédantesque attirail de formules algébriques, qui sont et seront toujours lettres mortes pour la masse des auditeurs. La physique sans doute a besoin des mathématiques, nous l'avons prouvé; mais elle est, avant tout, une science expérimentale à laquelle peut suffire le calcul élémentaire. Laissons donc les formules plus ou moins transcendantes à ces amateurs exclusifs d'algèbre, esprits froids et myopes, qui ne peuvent voir les phénomènes de la nature que sur un tableau noir, et réduits aux proportions d'un x ou d'un y.

Cours de physique.

(Semestre d'été.)

M. DESPRETZ, PROFESSEUR.

L'enseignement de M. Despretz se distingue par des qualités, sinon brillantes, au moins solides. M. Despretz, en effet, n'est pas orateur; il n'expérimente pas avec élégance; en un mot, il n'a pas pour lui le prestige de la forme; mais la sûreté de sa méthode et la solidité de son jugement font de lui un des bons professeurs de la Sorbonne, et de son cours un des plus fréquentés. M. Despretz est un examinateur consciencieux, mais quelquefois un peu trop sévère et trop brusque envers les candidats. Il a pour certaines questions une prédilection toute particulière. Je lui ai entendu dire qu'il accorderait sur-le-champ le diplôme de bachelier ès sciences physiques à tout élève qui lui répondrait bien sur les lois de la *pesanteur*, le *condensateur électrique* et sur la *loupe!*

Cours de zoologie, d'anatomie et de physiologie.

MM. MILNE - EDWARDS ET ISIDORE GEOFFROY - SAINT-HILAIRE, PROFESSEURS.

Excellente préparation aux études anatomiques spéciales que le médecin doit faire, l'étude de l'homme physique est vivement éclairée par celle de l'organisation des animaux. J'engage donc les élèves en médecine à suivre ce cours, fait d'ailleurs avec tout le talent qui distingue ces deux professeurs.

Cours de botanique, d'organographie, d'anatomie et de physiologie végétales.

MM. Auguste SAINT-HILAIRE et A. DE JUSSIEU, PROFESSEURS.

Les noms qui précèdent me dispensent de faire l'éloge de ce cours, que devront fréquenter tous ceux qui voudront étudier profondément la science des végétaux.

Cours de minéralogie.

M. DELAFOSSE, PROFESSEUR.

Excellent cours; trop étendu néanmoins pour les étudiants en médecine, qui n'ont besoin que des premiers éléments de cette science. Ce professeur est fort estimé des candidats au baccalauréat ès sciences physiques, et mérite à tous égards cette estime. M. Delafosse est, en effet, un très-bon examinateur, dont les questions sont toujours claires, précises; qui sait, dans l'appréciation des réponses d'un candidat, faire la part de la timidité, et dont la justice est toujours bienveillante. Sous ce rapport, M. Delafosse est l'antipode de M. Lefébure, l'examinateur atrabilaire. La face de Méduse changeait, dit-on, en pierres ceux qui la regardaient; celle de M. Lefébure change en brutes les élèves qui ont le malheur de la contempler au jour de leur examen.

Ce mathématicien ne se sent plus de joie lorsqu'il a enfermé son candidat dans un cercle ou dans un polygone dont il ne peut plus sortir..... « *Cela suffit, monsieur*, lui dit-il alors d'une voix sarcastique ; *revenez dans trois mois!* » Aussi est-ce merveille de voir avec quel art il choisit dans le programme les questions difficiles et insidieuses. Il sait d'avance à quels écueils vous allez vous heurter, et, loin de vous avertir, il vous y pousse..... Et, s'il arrive qu'un élève gouverne bien et touche au port du raisonnement, M. Lefébure n'est pas encore satisfait : au lieu de lui adresser quelques paroles d'encouragement, quelques félicitations, qui coûtent si peu et qui font tant de bien, il le chicane sur des misères, sur des mots, sur des défauts de forme, dont lui-même d'ailleurs n'est pas toujours exempt. Tel est M. Lefébure à l'examen du baccalauréat ès sciences physiques.

Et maintenant, qu'on ne pense pas que je vienne ici plaider la cause de l'ignorance. J'aime la justice aux examens ; mais je l'aime avec un visage bienveillant, et non pas avec cette mine sévère que lui donnent certains examinateurs, oublieux des égards qu'ils doivent à l'inexpérience des jeunes gens.

Cours de géologie.

(Semestre d'été).

M. CONSTANT-PRÉVOST, PROFESSEUR.

Ai-je besoin de dire l'intérêt qui s'attache à l'histoire des révolutions dont notre globe a été le théâ-

tre, aux différents âges de la création, à cette histoire écrite par la nature dans les couches de l'écorce
terrestre, et attestée par les débris organiques qu'elle
y a laissés? Quel sujet plus propre à élever la pensée,
à donner du champ à l'imagination! La géologie,
d'ailleurs, est la base de toutes les sciences naturelles, et à ce titre elle doit être étudiée, au moins dans
ses éléments, par les élèves en médecine. Je les engage donc à suivre ce cours, assez élémentaire et
très-intéressant.

COURS DU COLLÉGE DE FRANCE

ET DU MUSÉUM D'HISTOIRE NATURELLE.

Ces cours ne sont pas généralement suivis par les
élèves en médecine. Ils ne traitent, en effet, que des
sujets spéciaux, et ne peuvent convenir qu'à des
hommes déjà versés dans l'étude et dans la pratique
des sciences. Je me bornerai donc à les indiquer
sommairement.

Collége de France.

Cours de chimie, M. BALARD, professeur.
Cours de physique, M. REGNAULT.
Cours d'histoire naturelle des corps inorganiques,
M. Élie de BEAUMONT.
Cours d'histoire naturelle des corps organisés,
M. DUVERNOY.

Muséum d'histoire naturelle.

Cours de chimie, M. FREMY.
Cours de physique appliquée, M. BECQUEREL.

Cours de zoologie, MM. Duméril, Valenciennes et Isidore-Geoffroy Saint-Hilaire.

Cours de botanique, MM. A. de Jussieu et Ad. Brongniart.

Cours de minéralogie, M. Dufrénoy.

Cours de géologie, M. Cordier.

ENSEIGNEMENT LIBRE.

COURS PARTICULIERS DE MATHÉMATIQUES, DE PHYSIQUE, DE CHIMIE ET D'HISTOIRE NATURELLE PRÉPARATOIRES AU BACCALAURÉAT ÈS SCIENCES PHYSIQUES, AU PREMIER EXAMEN DE FIN D'ANNÉE ET AU TROISIÈME EXAMEN DU DOCTORAT.

J'ai dit précédemment que l'enseignement préparatoire au baccalauréat ès sciences physiques ne devrait être pratiqué que par des professeurs versés eux-mêmes dans les sciences médicales. Ne perdons pas de vue, en effet, que les sciences mathématiques, physiques et naturelles ne sont et ne peuvent être pour nous que des sciences *accessoires* auxquelles nous devons seulement emprunter les notions applicables aux diverses branches de la médecine. Il est donc évident que la préparation au baccalauréat ès sciences, pour devenir fructueuse et remplir son but, doit être envisagée et faite à ce point de vue. Alors, comme je l'ai dit ailleurs, le diplôme, loin d'être un vain titre, un simple passe-port pour le secrétariat de la Faculté, sera le témoignage écrit d'une intelligence déjà préparée pour la carrière médicale.

Malheureusement, la plupart des professeurs particuliers qui s'occupent de cet enseignement non-seulement sont complétement étrangers à la médecine, mais, le dirai-je? il en est, que je pourrais citer, qui ne sont pas eux-mêmes bacheliers ès sciences physiques! ce qui n'empêche pas ces faiseurs du charlatanisme enseignant d'annoncer sur des affiches pompeuses une foule de cours préparatoires à des titres dont ils sont dépourvus : et cela au grand détriment de la profession dont ils abaissent la dignité, et plus encore des élèves inexpérimentés auxquels ils font perdre leur temps et leur argent. Certes, je suis partisan de la liberté de l'enseignement, ce livre le prouve assez; mais je l'aime, comme la liberté en toutes choses, dans des limites qui n'atteignent pas la licence!

J'ai développé longuement, au commencement de ce chapitre, les rapports qui unissent les sciences accessoires dont il est ici question avec les sciences médicales proprement dites; j'ai dessiné à grands traits le tableau de leurs applications générales à l'art de guérir. Ces considérations m'ont constamment servi de guide dans l'enseignement que je dirige depuis dix ans, pour préparer les élèves aux épreuves du baccalauréat ès sciences physiques, du premier examen de fin d'année et du troisième examen du doctorat, comprenant les mathématiques élémentaires, la physique, la chimie et l'histoire naturelle médicale. Tout en cherchant, par des exercices fréquents au tableau, à familiariser mes élèves avec les questions des examinateurs, condition première pour assurer le succès de l'examen, je n'oublie pas que je m'adresse à des jeunes gens qui commencent la carrière médicale, et que mon devoir est de diriger leurs pas encore mal assurés vers la noble profession à laquelle ils se destinent. Tel doit être, selon moi, l'esprit de tout enseignement préparatoire à ces premières épreuves du futur médecin.

Parmi les personnes qui s'occupent encore de cet enseignement, je citerai M. Édouard Robin, qui fait un cours de chimie générale d'après une méthode qui lui est propre ; M. Genillez, professeur de mathématiques élémentaires et spéciales, rue Racine, n° 6 ; M. Ganot, professeur de mathématiques et de physique, et M. Bonnin, qui prépare à la fois au baccalauréat ès lettres et au baccalauréat ès sciences.

MANIPULATIONS CHIMIQUES

OFFICIELLES ET PARTICULIÈRES.

Ces manipulations ont lieu tous les ans pendant le semestre d'été dans un des pavillons de l'École pratique. Les élèves y sont distribués par séries de cinq pour chaque table. Malheureusement, malgré la direction habile de M. Lesueur, préparateur du cours de chimie minérale de la Faculté, ils perdent à ces travaux beaucoup plus de temps qu'ils n'acquièrent de science. Cela tient à ce qu'ils sont trop nombreux et livrés à trop de distractions. Je conseille donc aux élèves qui voudraient s'exercer avec fruit aux manipulations chimiques de s'adresser aux professeurs particuliers.

Le meilleur enseignement en ce genre est, à mon avis, celui que viennent d'instituer MM. Verdeil et Wurtz, dans les bâtiments de l'ancienne mairie du 11ᵉ arrondissement, rue Garancière. Nous avons visité leur laboratoire dans tous ses détails; c'est vraiment merveille de voir avec quel art et quelle intelligence tout y est disposé : ici de vastes tables, parfaitement éclairées, où chaque élève a sa case, ses instruments, sa boîte à réactifs, une lampe à gaz alimentée par un gazomètre qui en permet l'usage à tout instant; là une collection nombreuse de solutions et de mélanges habilement combinés, pour habituer progressivement l'élève aux difficultés de l'analyse; à côté, des fourneaux de toutes sortes, placés au-dessous de cheminées spacieuses et parfaitement aérées; plus loin, une autre cheminée pour la préparation des gaz méphitiques, dont le devant est garni de vasistas à glaces, ce qui permet de suivre de l'œil et sans aucun danger tous les détails des opérations; enfin un vaste fourneau avec tous ses accessoires pour les grandes manipulations, des alambics, des bains de sable, des instruments de précision, etc., et, par-dessus tout cela, la savante direction des chimistes distingués qui sont à la tête de cet établissement, vrai modèle du genre.

Par une heureuse conception d'unité d'études, se trouve dans le même local le laboratoire d'anatomie et de physiologie de M. le docteur Charles Robin, dont nous donnerons plus loin la description.

HERBORISATIONS

OFFICIELLES ET PARTICULIÈRES DANS LES ENVIRONS DE PARIS.

Promenades aussi salutaires pour le corps que fructueuses pour l'esprit. Je ne saurais trop engager les élèves à y consacrer quelques-uns de leurs dimanches. Ils trouveront dans cet exercice une agréable diversion aux travaux sédentaires de la semaine, et en même temps un sujet d'études dont l'avenir leur fera sentir le prix.

Les herborisations les plus suivies sont celles de M. le professeur A. de Jussieu, du Muséum d'histoire naturelle, et celles de M. A. Richard, professeur de la Faculté de médecine.

Je crois utile de donner ici quelques préceptes que j'ai l'habitude d'indiquer aux élèves de mon cours, pour leur apprendre à bien suivre les herborisations que je dirige moi-même chaque année dans les environs de Paris.

I. Se munir d'une boîte de botaniste d'assez grande dimension, d'une petite bêche, d'une loupe, d'un crayon ; de petits morceaux de papier blanc, fendus au milieu, pour servir d'étiquettes, et d'une flore contenant la description des plantes des environs de Paris.

II. Cueillir deux échantillons de chaque espèce, en demander le nom au professeur, l'écrire sur une étiquette que l'on attache à l'un des échantillons, et les placer ensuite avec précaution dans la boîte. L'un des échantillons servira pour l'étude et l'autre sera mis en herbier.

III. Choisir toujours les plantes arrivées à leur parfait développement, et les cueillir avec toutes leurs parties, c'est-à-dire avec leurs racines, leurs fleurs et, autant que possible, leurs fruits.

IV. Par conséquent, ne jamais prendre un échantillon qui n'aurait encore que ses feuilles : une plante, comme le dit Jean-Jacques Rousseau, n'étant pas plus reconnaissable à ses feuilles qu'un homme à son habit.

V. Chaque fois que l'on rencontre une plante que l'on connaît depuis peu de temps, répéter son nom, et ne pas craindre, si on l'a oublié, de le demander de nouveau au professeur, ainsi que le nom de la famille à laquelle elle appartient. C'est le seul moyen de le bien fixer dans sa mémoire.

VI. Ne pas trop s'effrayer de la difficulté que l'on éprouve d'abord à retenir la nomenclature des espèces. Cette difficulté n'est qu'apparente, et l'habitude en triomphe bientôt, si l'on a le bon esprit de ne pas se décourager.

VII. Éviter dans les herborisations les cris, le tumulte et surtout cette mauvaise tenue qu'affectent certains élèves, et qui est peu propre à donner bonne opinion de soi aux habitants des campagnes que l'on parcourt.

VIII. L'herborisation terminée et de retour au logis, si la fatigue ou l'heure trop avancée ne permet pas de se livrer à l'étude, attendre au lendemain, en laissant les plantes dans la boîte.

IX. Muni d'une loupe, d'une pince à disséquer et d'un petit scalpel, vérifier alors le nom de chaque plante, en suivant dans la flore la description de ses caractères sur l'un des deux échantillons que l'on a cueillis, puis mettre aussitôt en herbier le second échantillon.

X. Pour faire cet herbier, on se procurera plusieurs mains de papier gris de grandeur ordinaire, et autant de papier blanc du même format.

XI. On disposera d'abord chaque plante dans une feuille de papier gris, en ayant soin de bien étaler ses feuilles et ses fleurs, de manière à en mettre la forme en évidence et à conserver le mieux possible son port naturel.

XII. Si quelques plantes sont rebelles à cet arrangement, si les parties que l'on a d'abord étalées se relèvent pendant que l'on s'occupe des autres, on devra les assujettir avec quelques pièces de monnaie ou de petits morceaux de plomb.

XIII. Puis on fermera la feuille de papier en faisant glisser sur elle une de ses mains de bas en haut, tandis qu'avec l'autre main on enlèvera les pièces de monnaie ou les morceaux de plomb dont on s'était servi.

XIV. Cela fait, on soumettra le tout à une pression modérée en plaçant au-dessus de toutes les plantes ainsi enveloppées et superposées, au nombre de quinze à vingt, une planche recouverte soit de quelques livres, soit d'une pierre du poids de deux ou trois kilogrammes seulement.

XV. Après deux ou trois jours il sera bon, pour activer la dessiccation et empêcher la moisissure, de remplacer l'enveloppe de chaque plante par de nouvelles feuilles de papier gris.

XVI. Pour certaines plantes épaisses, charnues et très-humides, les orchidées par exemple, il est utile, pour assurer leur conservation, de tuer leur végétation, en les plongeant d'abord pendant quelques minutes dans de l'eau bouillante.

XVII. Quand la dessiccation de toutes les plantes sera complète, on assujettira chacune d'elles dans une feuille de papier blanc en écrivant à côté son nom scientifique, et son nom vulgaire, s'il y a lieu ; puis, pour la préserver des insectes, on l'arrosera de quelques gouttes d'une solution alcoolique de bichlorure de mercure contenant cinq grammes de ce sel pour cent grammes d'alcool.

XVIII. Enfin, quand on aura un assez grand nombre de plantes ainsi préparées, on s'occupera de leur classification d'après la méthode naturelle, en réunissant dans une feuille de papier, un peu plus grande et plus forte, toutes les espèces d'un même genre, et dans une autre enveloppe tous les genres d'une même famille.

Tels sont les préceptes qu'il convient de suivre pour bien étudier la botanique rurale. Cette science est malheureusement trop négligée par les élèves en médecine, qui n'en voient d'abord que les difficultés, sans en comprendre l'utilité pratique, et surtout sans connaître le charme qu'ils pourront y trouver dans l'avenir, s'ils deviennent médecins de campagne.

BIBLIOGRAPHIE.

Livres de mathématiques, de physique, de chimie et d'histoire naturelle.

OUVRAGES DE MATHÉMATIQUES.

ARITHMÉTIQUE.

Cirodde. — 1 vol. in-8; 9e édition, 1850.

Ce livre, malgré certaines théories dont le développement laisse quelque chose à désirer, est cependant le meilleur pour la préparation au baccalauréat ès sciences physiques. Toutes les parties nécessaires à cette préparation y sont traitées clairement et dans une juste mesure. C'est celui que suivent les élèves de mon cours.

Lacroix. — 20ᵉ édition; Paris, 1848. 1 vol. in-8.

Beaucoup d'ordre, de clarté et de concision.

Bourdon. — 26ᵉ édition, 1851. 1 vol. in-8.

Cet ouvrage contient de bonnes choses, mais noyées dans des détails d'une longueur fatigante.

Reynaud. — 25 édition, 1851. 1 vol. in-8.

Se distingue par quelques bons théorèmes sur les nombres premiers, les décimales, les fractions périodiques, et par la réduction à l'unité appliquée à la solution des règles de trois. En général, d'une lecture difficile.

Finck. — 1 vol. in-8, Strasbourg.

Excellent livre, écrit dans un ordre géométrique, qui satisfait l'esprit et soutient la mémoire.

Vernier. — 8ᵉ édition. 1 vol. in-12.

Cet ouvrage, autorisé par l'Université, est rédigé d'après le programme officiel pour l'enseignement des sciences dans les classes d'humanités.

Bertrand. — 2ᵉ édition, 1850. 1 vol. in-8.

Le nom de l'auteur me dispense de faire l'éloge de ce livre, où la clarté du style se joint à la richesse du fond.

OUVRAGES DE GÉOMÉTRIE.

Legendre. — 16ᵉ édition. Paris, 1 vol. in-8.

Ouvrage toujours classique, malgré ses imperfections. Je conseille aux élèves l'édition revue et corrigée par Blanchet, avec les figures intercalées dans le texte.

Lacroix. — 16e édition, 1848. 1 vol. in-8.

Même ordre, même rigueur, même méthode que dans l'arithmétique du même auteur.

Vernier. — 9e édition. 1 vol. in-12.

Ouvrage très-suivi dans les lycées. Sa clarté et sa précision en font un très-bon livre pour les commençants.

OUVRAGES D'ALGÈBRE.

Lefébure de Fourcy. — 1 vol. in-8.

Ce livre contient de bonnes choses; mais ce qui contribue le plus à sa vogue, est certainement la crainte qu'inspire aux candidats le nom de son auteur.

Bourdon. — 10e édition, 1848. 1 vol in-8.

Aussi indigeste et fatigant que l'*Arithmétique* du même auteur.

Sonnet. — Premiers éléments d'algèbre. 1 vol. in-12.

Ce livre contient juste ce qu'il est nécessaire de savoir pour se présenter à l'examen du baccalauréat ès sciences physiques. — Je le recommande vivement aux aspirants.

STATIQUE OU MÉCANIQUE PHYSIQUE.

Poinsot. — Éléments de statique, 9e édition. Paris, 1848. 1 vol. in-8.

Un chef-d'œuvre de clarté, de précision et de style.

Monge. — Traité élémentaire de statique, 8e édition. Paris, 1846. 1 vol. in-8.

Comme tout ce qui est sorti du cerveau de ce grand homme.

Delaunay. — Cours élémentaire de mécanique théorique et appliquée. Paris, 1851. 1 vol. in-18.

Exposition claire et précise, rendue plus facile encore par les admirables figures dont l'auteur a parsemé son livre.

OUVRAGES DE PHYSIQUE.

Pouillet. — Éléments de physique expérimentale et de météorologie, 5e édition. 2 vol. in-8. Paris, 1847.

Le plus complet, le plus clair et le mieux écrit de tous les traités de physique, malgré quelques longueurs.

Deguin. — Cours élémentaire de physique, 7e édition, 1850. 2 vol. in-8.

Ouvrage dont la vogue ne me semble pas justifiée par le mérite. Souvent obscur, même en optique.

Pinaud. — 6e édition, 1851. 1 vol. in-8.

Excellent livre que la destination spéciale, la clarté et la précision recommandent à tous les aspirants au baccalauréat ès sciences.

Soubeiran. — Précis élémentaire de physique, 2ᵉ édition augmentée. Paris, 1844. 1 vol. in-8.

La première édition portait le titre de *Physique facile*. Nous félicitons M. Soubeiran d'avoir fait disparaître cette épithète, qui faisait injure à la science et aux élèves.

OUVRAGES DE CHIMIE.

Thenard. — Traité de chimie élémentaire, 6ᵉ édition. Paris, 1834-1836. 5 forts vol. in-8, avec un atlas in-4 de planches dessinées et gravées par le professeur Leblanc.

Livre classique; mais qui déjà commence à vieillir, tant la science marche vite !

Baudrimont. — Traité de chimie générale et expérimentale, avec les applications aux arts, à la médecine et à la pharmacie. Paris, 1844-1846. 2 vol. in-8.

Chimie philosophique et pratique; connaissances variées; idées neuves et ingénieuses.

Orfila. — Éléments de chimie médicale, 8ᵉ édition, 1851 2 vol. in-8.

Indispensable à tous ceux qui suivent les leçons de son auteur à la Faculté de médecine.

Dumas. — Traité de chimie appliquée aux arts. Paris, 1828-1846. 8 vol. in-8.

Trop coûteux et trop volumineux pour des élèves

en médecine. Il serait bien à désirer que M. Dumas publiât un traité élémentaire de chimie organique appliquée à la médecine. Ce serait un grand service rendu aux élèves, qui ne savent maintenant dans quel livre étudier cette science. Le volume de *Chimie physiologique et médicale* détaché des derniers chapitres de cet ouvrage ne remplit pas ce but.

Berzelius. — Traité complet de chimie minérale, végétale et animale; 2ᵉ édition augmentée; traduit par Esslinger et F. Hœfer. Paris, 1841-1851. 7 vol. in-8.

Vaste cabinet de chimie, remarquable par la beauté des échantillons et l'harmonie de leur ensemble. Ouvrage trop volumineux et trop cher pour un étudiant; bon à consulter dans une bibliothèque ou un cabinet de lecture.

Regnault. — Cours élémentaire de chimie, 3ᵉ édition. Paris, 1851. 4 vol. in-18.

Voilà un excellent et charmant ouvrage où la science et l'art se donnent la main. A côté de la description toujours élégante et claire du savant professeur au Collége de France, vous trouvez, intercalée dans le texte, la gravure, qui vient répéter aux yeux ce que l'auteur a dit à l'intelligence, et cela avec un fini d'exécution, une délicatesse et une exactitude vraiment admirables. Un tel ouvrage fait autant d'honneur à l'artiste qu'à l'écrivain.

Pelouze et **Fremy**. — Cours de chimie générale, Paris, 1847-1848. 3 forts vol. in-8, avec un atlas de planches.

Le mérite de cet ouvrage est au niveau de la réputation de ses auteurs. Je conseille aux élèves qui seraient pressés de *revoir* leur chimie, l'Abrégé des mêmes auteurs en 2 volumes in-12.

Lassaigne. — Abrégé élémentaire de chimie, 4ᵉ édition, 1846. 2 vol. in-8, avec atlas de planches et de tableaux coloriés, où sont figurés, avec leurs couleurs naturelles, les précipités métalliques.

Bon livre, réputation faite.

Bouchardat. — Chimie élémentaire, 3ᵉ édition. Paris, 1851. 1 vol. in-18.

Trop long et trop court.

Millon. — Éléments de chimie organique, comprenant les applications de cette science à la physiologie animale. Paris, 1845-1848. 2 vol. in-8.

Les questions qu'embrasse l'étude de la chimie organique ont un puissant intérêt pour le médecin. A ce titre, nous leur recommandons la lecture du livre de l'ancien professeur du Val-de-Grâce. C'est un excellent guide.

Payen. — Précis de chimie industrielle, 2ᵉ édition. Paris, 1851. 1 vol. in-8 avec pl.

Bonnes et solides leçons de chimie manufacturière.

Hœfer. — Nomenclature et classifications chimiques, suivies d'un Lexique historique et synonymique, comprenant les noms anciens, les formules, les noms nouveaux, le nom de l'auteur et la date de la découverte des principaux produits de la chimie. Paris, 1845. 1 vol. in-12.

Le but de ce petit ouvrage est de faciliter aux

élèves l'étude des traités de chimie, dans lesquels la partie historique de la science est, en général, trop négligée.

Hœfer. — Dictionnaire de chimie et de physique, 2e édition. Paris, 1847. 1 vol. in-12.

Le moins volumineux, le moins coûteux et le meilleur de tous les dictionnaires de ce genre.

Ed. Langlebert. — Tableau analytique des substances chimiques minérales, employées dans la médecine et dans les arts. 1 vol. in-18.

J'ai suivi, dans la première partie de cet ouvrage, la méthode dichotomique, employée en histoire naturelle. Dans la seconde partie se trouve un tableau des caractères spécifiques des sels avec tous les précipités coloriés d'après nature.

OUVRAGES D'HISTOIRE NATURELLE.

BOTANIQUE.

Richard (Achille). — Nouveaux éléments de botanique, 7e édition. Paris, 1846. 1 vol. in-8.

Cette nouvelle édition fait regretter les précédentes, moins savantes peut-être, mais bien supérieures, selon moi, pour la méthode et la clarté.

Richard (Achille). — Éléments d'histoire naturelle médicale, botanique et zoologie. 4e édition, Paris, 1849. 3 vol. in-8.

La réflexion qui suit le précédent ouvrage est loin de s'appliquer à celui-ci. Cette dernière édition est en quelque sorte un ouvrage nouveau, portant le cachet d'ordre et de méthode qui distingue si bien l'enseignement de M. Richard, et qu'on regrettait de ne pas trouver dans les éditions anciennes. Les figures intercalées dans le texte ajoutent encore au mérite de ce livre, dont chaque élève de première année doit avoir un exemplaire dans sa bibliothèque.

A. de Jussieu. — Cours élémentaire de botanique. Paris. 1 vol. in-12, avec 730 figures intercalées dans le texte.

Exposition détaillée et complète d'organographie et de physiologie végétales. Les aspirants au baccalauréat ès sciences physiques achètent ce livre pour se préparer à l'examen, où l'auteur interroge assez souvent.

Aug. Saint-Hilaire. — Leçons de botanique, comprenant principalement la morphologie végétale, la terminologie, la botanique comparée, l'examen de la valeur des caractères dans les diverses familles naturelles, etc. 1840, in-8.

Idées neuves et philosophiques sur l'organographie végétale. Conception large et profonde du plan général de la nature dans l'organisation des végétaux.

Le Maout. — Leçons élémentaires de botanique fondées sur l'analyse de cinquante plantes vulgaires, et formant un traité complet d'organographie et de physiologie végétale. Paris, 1844. 2 vol. in-8, avec atlas de 50 planches vulgaires.

Science aimable, agréable et facile.

De Candolle. — Organographie végétale ou description raisonnée des organes des plantes. Paris, 1827. 2 vol. in-8.

De Candolle. — Physiologie végétale ou exposition des forces et des fonctions vitales des végétaux. Paris, 1832. 3 vol. in-8.

Indiquer le nom de l'auteur, c'est faire le plus bel éloge possible de ces livres.

Brongniart. Énumération des genres de Plantes cultivées au Muséum d'histoire naturelle de Paris, suivant l'ordre établi dans l'école de Botanique ; 2ᵉ édition. Paris, 1850. 1 vol. in-12.

Fort utile aux élèves qui suivent les cours de botanique du jardin des Plantes, et veulent tirer quelques fruits de leurs excursions dans les parterres de l'école de Botanique.

Mérat. — Nouvelle flore des environs de Paris, 4ᵉ édition. Paris, 1836. 2 vol. in-18.

Mérat. — Synopsis de la nouvelle flore des environs de Paris, suivant la méthode naturelle. Paris, 1837, in-18.

Le *vade-mecum* des herborisations. Description claire, exacte et méthodique de toutes les espèces des environs de Paris.

Bautier. — Tableau analytique de la flore parisienne, 6ᵉ édition, 1849. 1 vol. in-18.

Guide sûr et facile pour arriver au nom d'une plante inconnue.

Cosson et **Germain**. — Flore descriptive et analytique des environs de Paris ou Description des plantes qui croissent spontanément dans cette région et de celles qui y sont généralement cultivées, accompagnée de tableaux dichotomiques des genres et des espèces. 1845. 1 vol. in-18 en deux parties.

— Atlas de la flore descriptive des environs de Paris, in-18 de 41 planches.

— Synopsis analytique de la flore des environs de Paris, ou Description abrégée des familles et des genres, accompagnée de tableaux dichotomiques destinés à faire parvenir aisément au nom des espèces. 1 vol. in-8.

Ces trois ouvrages doivent être entre les mains de tous les amateurs de botanique rurale.

Grenier et **Godron**. Flore de France, ou Description des plantes qui croissent naturellement en France ; Paris, 1848 à 1852, tomes I et II, — le tome III et dernier est annoncé pour paraître en 1852.

Les ouvrages qui précèdent ne peuvent servir que pour les environs de Paris. Celui-ci embrasse la flore de la France entière. C'est donc le guide indispensable à tous les botanistes qui veulent dépasser les limites de nos herborisations parisiennes.

ZOOLOGIE.

G. Cuvier. — Le règne animal, distribué d'après son organisation, pour servir de base à l'histoire naturelle des animaux et d'introduction à l'anatomie comparée. Paris, 1829-1830. 5 vol. in-8.

Monument immortel comme tout ce qu'a enfanté le génie de ce grand homme. Coup d'œil de l'aigle !

Milne-Edwards. — Cours élémentaire de zoologie. Paris. 1 vol. in-12, avec 425 figures intercalées dans le texte.

Bon résumé. Adopté par le Conseil supérieur de l'instruction publique, et approuvé par Monseigneur l'archevêque de Paris !

GÉOLOGIE ET MINÉRALOGIE.

Beudant. — Cours élémentaire de minéralogie et de géologie. Paris. 1 vol. in-12 , avec figures intercalées dans le texte.

Cet ouvrage, malgré son titre, ne me paraît pas remplir toutes les conditions d'un livre élémentaire. L'abondance des détails et la sécheresse du style en rendent la lecture difficile.

Milne-Edwards et **Achille Comte.** — Cahiers d'histoire naturelle. Troisième cahier, minéralogie et géologie avec planches coloriées. 1 vol. in-12.

Le meilleur guide que puissent prendre les aspirants au baccalauréat ès sciences pour l'étude de cette partie du programme. Clair, précis et suffisamment étendu.

Delafosse. — Précis élémentaire d'histoire naturelle, 5e édition, 1846. 1 vol. in-18.

Beaucoup d'élèves étudient dans ce livre la géologie et la minéralogie, qui y sont fort bien traitées.

MANUELS.

J'ai dit dans un autre ouvrage, que je suis ennemi des Manuels, que je considère comme les plus mauvais livres que l'on puisse proposer aux élèves qui se préparent au baccalauréat ès sciences physiques, ou à tout autre examen scientifique. Je ne parle pas seulement des Manuels qui existent actuellement, mais encore des Manuels en général, présents et futurs. C'est qu'en effet un livre de ce genre, quel

que soit d'ailleurs le talent de son auteur, est impossible, appliqué aux sciences qui nous occupent.
Je conçois que l'on puisse avec avantage réunir en
un volume, l'histoire, la géographie, la littérature,
etc. Mais la science, avec son vaste cortége de faits,
de principes, de théories, d'inductions et de déductions, ne peut se renfermer dans les limites étroites
d'un Manuel. Un tel ouvrage n'est qu'un appât offert
à la paresse de l'esprit, un secours plus dangereux
qu'utile, bien plus propre à faire manquer le but
qu'à y conduire. Je concevrais encore un résumé
concis des matières d'un examen, non pour servir à
l'étude, mais seulement pour remettre en la mémoire
de l'élève, quelques jours avant l'examen, les questions principales sur lesquelles il peut être interrogé.
Or le Manuel est impropre à cet usage : *trop court
comme livre d'étude, il est trop long comme résumé.*
Les élèves devront donc le proscrire de leur bibliothèque, et demander aux traités spéciaux les connaissances dont ils ont besoin.

C'est dans le but d'affranchir les aspirants au
baccalauréat ès sciences physiques, des divers Manuels dont ils faisaient usage pour se préparer à cet
examen, et qui trop souvent ne les préparaient
qu'à un échec certain, que j'ai publié, cette année,
le livre ayant pour titre : NOUVEAU GUIDE POUR LA
PRÉPARATION AU BACCALAURÉAT ÈS SCIENCES PHYSI-
QUES (1). Dans cet ouvrage, j'ai développé le pro-

____

(1) 1 vol. in-12 ; Paris, 1851, chez Jules Delalain, libraire et
imprimeur de l'Université.

gramme officiel, en indiquant aux élèves les questions familières aux examinateurs, et en le coordonnant avec les meilleurs traités spéciaux de mathématiques, de physique, de chimie et d'histoire naturelle, de telle sorte que l'étude de ces matières, quoique faite dans des livres étendus, est néanmoins plus prompte, plus facile, et surtout plus fructueuse. J'ai, de plus, réuni dans ce livre tous les problèmes de mathématiques et de physique recueillis aux examens, et dont je donne la solution. Enfin, et pour compléter l'ouvrage, j'y ai ajouté un résumé concis et substantiel de toutes les matières du programme, à l'aide duquel l'élève pourra facilement régulariser son travail de chaque jour, et revoir, peu de temps avant l'examen, les diverses questions qu'il comporte.

BIBLIOTHÈQUE DE L'ÉTUDIANT EN MÉDECINE

POUR L'ÉTUDE DES SCIENCES MATHÉMATIQUES, PHYSIQUES ET NATURELLES.

Les ouvrages que je viens d'énumérer dans cette esquisse bibliographique sont trop nombreux pour qu'un élève puisse les réunir tous dans sa bibliothèque particulière. Je dois donc, en terminant, indiquer aux étudiants en médecine de première année ceux de ces ouvrages qui leur conviennent plus spécialement, et dont ils devront faire de préférence l'acquisition.

Arithmétique. — Cirodde.

Géométrie. — Legendre, revu par Blanchet.

Algèbre. — LEFÉBURE OU SONNET.

Physique. — PINAUD.

Chimie. — ORFILA.

Botanique et zoologie. — RICHARD.

Géologie et minéralogie. — DELAFOSSE OU MILNE-EDWARDS et ACHILLE COMTE.

Guide pour la préparation au baccalauréat ès sciences physiques. — EDMOND LANGLEBERT.

Dictionnaire des termes de médecine, de chirurgie, de pharmacie, des sciences accessoires et de l'art vétérinaire, par **Nysten,** 9ᵉ édition revue et augmentée par le docteur Jourdan. Paris, 1845. 1 vol. in-8, avec figures.

Cet ouvrage, fort bien fait, est indispensable aux élèves pendant toute la durée de leurs études pour l'interprétation des termes techniques de médecine et de chirurgie. C'est le complément nécessaire de tous les livres qu'ils auront à lire.

CHAPITRE V.

PREMIER EXAMEN DU DOCTORAT, DEUXIÈME EXAMEN DE FIN D'ANNÉE. — ANATOMIE ET PHYSIOLOGIE.

Ces examens comprennent des questions orales sur l'anatomie et la physiologie. Pour le premier examen du doctorat, les élèves ont à faire une préparation anatomique qui leur est désignée le matin à huit heures, et dont ils doivent faire la démonstration à une heure devant le jury d'examen. Ils ont, de plus, à découvrir sur le cadavre des organes que les examinateurs leur désignent, et à disséquer extemporanément certaines parties.

Dans le chapitre précédent, je me suis longuement étendu sur les applications nombreuses de la physique, de la chimie et de l'histoire naturelle à la médecine, parce que l'utilité de ces sciences n'était pas généralement comprise. Mais, ici, il serait superflu d'entrer dans des développements pour justifier la nécessité de l'étude des deux sciences, qui sont la pierre angulaire de l'édifice médico-chirurgical.

Il est évident, en effet, que, pour connaître l'homme dans ses conditions anormales ou pathologiques, il faut préalablement l'étudier dans ses conditions normales, c'est-à-dire dans l'intégrité de ses organes et de ses fonctions : double point de vue qui constitue l'*anatomie* et la *physiologie*. Il me suffira donc de donner ici les définitions avec les divisions principales de ces deux sciences, avant de passer à leurs moyens d'étude.

DÉFINITIONS ET DIVISIONS DE L'ANATOMIE ET DE LA PHYSIOLOGIE.

L'anatomie humaine comprend l'examen des *formes*, des *rapports* et de la *structure* de nos organes, sous la triple dénomination d'anatomie *descriptive*, d'anatomie *topographique* ou *chirurgicale*, et d'anatomie *générale*.

Anatomie descriptive. — Étude des organes de l'homme envisagés au point de vue de leur forme, de leur situation, de leur volume, de leur direction, en un mot, de l'ensemble de leurs propriétés physiques extérieures.

Anatomie topographique ou *chirurgicale*. — Je ne distingue cette anatomie de la précédente que pour me conformer à l'usage. Car, en réalité, il n'y a pas plus d'anatomie chirurgicale que d'anatomie médicale. Cette anatomie ne constitue qu'un mode artificiel de grouper les parties du corps humain, approprié aux applications de la chirurgie.

Anatomie générale. — Science récente, éclose du

génie de Bichat. Elle descend des plus hautes généralisations aux détails les plus intimes de nos organes. C'est à la fois la synthèse et l'analyse de l'homme physique.

Je laisse de côté l'*anatomie comparée*, qui, jusqu'à présent, n'a malheureusement point d'interprète à l'École. Cette science, qui nous rend témoins des modifications progressives de l'organisation des êtres, peut seule donner la solution philosophique de toutes les questions qui se rattachent à l'anatomie humaine.

Après avoir étudié les organes qui composent le corps de l'homme, il faut en connaître les actes ou phénomènes organiques. C'est là le but de la *physiologie*, qui est la science des fonctions de l'organisme. Cette science devient de jour en jour plus positive ; par ses procédés d'investigation, ainsi que par ses méthodes, elle tend à se rapprocher de plus en plus des sciences exactes. Il n'est plus permis aujourd'hui de l'appeler, comme autrefois, le roman de la médecine ; c'est elle, au contraire, qui guide le plus sûrement le médecin qui sait l'interroger.

ÉTUDES ANATOMIQUES ET PHYSIOLOGIQUES.

COURS, DISSECTIONS, LIVRES.

COURS.

Les cours d'anatomie et de physiologie se divisent, comme les cours précédents, en cours *officiels* et en cours *particuliers*.

COURS OFFICIELS.

FACULTÉ DE MÉDECINE.

Cours d'anatomie.

M. DENONVILLIERS, PROFESSEUR.

M. Denonvilliers a toutes les qualités d'un bon professeur d'anatomie. Son discours calme et froid, sa phrase brève et sèche, sa parole nette, son maintien modeste, conviennent parfaitement à l'enseignement anatomique, qui ne demande que la clarté. Malheureusement, M. Denonvilliers, à l'exemple des professeurs spéciaux du Collége de France ou du Muséum d'histoire naturelle, ne traite, chaque année, qu'une partie assez restreinte de l'anatomie. C'est dommage pour les élèves, qui ne peuvent réellement

6.

profiter de ce cours qu'à la condition d'être déjà assez avancés dans leurs études anatomiques pour pouvoir à la rigueur s'en passer. Nous voudrions donc que M. Denonvilliers, au risque de paraître moins savant, se rendît plus utile aux élèves, en leur enseignant chaque année, comme il a dû le faire autrefois, quand il était professeur particulier, l'anatomie d'une manière complète. Il est à regretter aussi, que l'heure traditionnelle de ce cours à l'École ait été changée. Un cours d'anatomie, qui s'adresse autant aux sens qu'à l'intelligence, ne devrait jamais se faire à la lumière artificielle.

Cours de physiologie.

M. BÉRARD, PROFESSEUR.

M. Bérard est une encyclopédie vivante de physiologie. Tout ce qui a été dit ou écrit sur cette science, depuis Hippocrate jusqu'à lui, est logé, classé, numéroté dans les cases de son incomparable mémoire. Les qualités de son cours sont l'ordre, la méthode, et une diction toujours convenable. Ce professeur expose avec une grande fidélité les travaux des autres, mais vous l'entendez rarement émettre des idées qui lui soient propres. S'il se hasarde à formuler son opinion, c'est toujours avec une grande hésitation et beaucoup de timidité. Cette réserve est peut-être sage, elle est au moins prudente à l'égard d'une science dont beaucoup de faits sont encore dans l'ombre du doute ; mais elle nuit à l'enseignement. Toutefois, le cours de M. Bérard est fort suivi, et très-intéressant. Il le serait beaucoup plus encore si M. Bérard, au lieu de se borner à une simple exposition orale, faisait des expériences. La physiologie comme la physique, est aujourd'hui une science expérimentale ; et quand on voit des professeurs particuliers, tels que MM. Martin-Magron et Cl. Bernard, donner l'exemple, en éclairant leur enseignement de toutes les lumières de l'expérimentation directe, on s'étonne que l'enseignement officiel reste seul à l'écart de cette source aujourd'hui si féconde d'instruction. Espérons que nos réflexions seront entendues, et que nous verrons bientôt M. Bérard, le scalpel à la main, dévoiler aux regards de ses auditeurs les merveilleux phénomènes de la vie qu'il sait si bien décrire.

ÉCOLE PRATIQUE.

Cours du chef des travaux anatomiques.

M. GOSSELIN, PROFESSEUR.

M. Gosselin enseigne l'anatomie avec autant d'élégance que de précision. Son langage toujours correct, sa voix claire et sonore, sa physionomie ouverte et bienveillante, répandent sur son enseignement un charme qui fait aimer à la fois le professeur et la science qu'il démontre. Ce cours, qui a lieu tous les ans, pendant le semestre d'hiver, dans le grand amphithéâtre de l'École pratique, forme en quelque sorte la transition de l'enseignement libre à l'enseignement officiel. M. Gosselin, à l'exemple de ses devanciers, arrivera certainement au second terme de la transition, c'est-à-dire à la Faculté, où son intelligence et son savoir ont déjà marqué sa place.

MUSÉUM D'HISTOIRE NATURELLE.

(Voyez page 74.)

Cours d'anatomie et d'histoire naturelle de l'homme.

M. SERRES, PROFESSEUR.

Anatomie transcendante et philosophique. Enseignement éloquent, mais trop élevé pour des commençants.

Cours d'anatomie comparée.

M. DUVERNOY, PROFESSEUR.

Les élèves qui voudront approfondir l'anatomie devront suivre ce cours, le seul qui existe à Paris pour l'enseignement de l'anatomie comparée. Malheureusement, son éloignement du quartier des écoles empêche beaucoup d'élèves d'en profiter.

Cours de physiologie comparée.

M. FLOURENS, PROFESSEUR.

M. Flourens est un des plus célèbres physiologistes de cette époque. C'est lui qui a donné la plus vive impulsion aux recherches de physiologie expérimentale qui, depuis peu de temps, ont fait faire tant de progrès à cette science. Nous engageons ceux qui veulent étudier profondément les fonctions de l'organisme à suivre ce cours, où le savant secrétaire perpétuel de l'Académie des sciences expose avec talent les résultats de ses beaux travaux.

COURS PARTICULIERS.

Ces cours sont, avec les dissections, dont je parlerai plus loin, la source où les élèves puisent réellement leur instruction anatomique. Il est évident, en effet, que l'enseignement officiel ne saurait suffire aux études anatomiques actuelles, et que, sous ce rapport comme sous beaucoup d'autres, les études médicales seraient fort incomplètes, ainsi que je l'ai dit, sans l'enseignement libre.

Cet enseignement est, en effet, le seul qui convienne aux études anatomiques; il est le seul qui, rapprochant l'élève du professeur, établisse entre eux ces rapports de respectueuse familiarité, de mutuelle sympathie, si favorables à la transmission d'une science descriptive dont le maître doit, pour ainsi dire, faire toucher du doigt les nombreux détails à ses élèves.

Les cours particuliers d'anatomie devraient avoir lieu dans les trois amphithéâtres de l'école pratique. Il est à regretter que la plupart des professeurs, pour éviter un petit dérangement, aient pris la mauvaise habitude de les faire dans les pavillons destinés aux

dissections. Cette manière de faire est essentiellement nuisible aux études anatomiques, en même
temps qu'elle est préjudiciable aux professeurs eux-
mêmes, dont elle éloigne beaucoup de jeunes gens.
Nous appelons sur ce fait l'attention du chef des
travaux anatomiques et principalement celle des
professeurs, qui comprendront, je l'espère, qu'il est
dans l'intérêt de leur enseignement que cet abus
disparaisse.

Les professeurs particuliers d'anatomie sont fort
nombreux, à en juger par les affiches qui, chaque
année, figurent sur les murailles du quartier latin ;
mais si l'on n'accorde ce titre qu'aux hommes dont
l'enseignement est connu et depuis longtemps suivi
par les élèves, la liste en est plus restreinte. Je ne
m'occuperai ici que de ces derniers.

Cours d'anatomie et de physiologie.

M. MARTIN-MAGRON.

M. Martin-Magron est le type du professeur particulier. L'enseignement n'est pas pour lui, comme
pour tant d'autres, une nécessité ou un accident ;
c'est une vocation, c'est la carrière selon son goût,
la profession de son choix, dont il remplit les
obligations avec un dévouement qui n'a d'égal
que son savoir. Un élève, pour M. Martin-Magron,
n'est pas seulement un auditeur de plus à son cours,
c'est un ami dont il a pris la direction, et dont l'instruction sera de sa part l'objet d'une sollicitude
incessante : le cœur et l'intelligence sont de moitié

dans son enseignement. M. Martin-Magron s'attache surtout à porter ses élèves vers des études sérieuses et fortes. Anatomiste habile et profond physiologiste, il enseigne avec une égale supériorité la science des organes et celle des fonctions, qu'il éclaire ainsi l'une par l'autre.

Des expériences nombreuses sur des animaux vivants sont faites devant les élèves pour confirmer les démonstrations orales de physiologie.

Cours d'anatomie descriptive.

M. DUPRÉ.

L'enseignement de M. Dupré est aussi élémentaire que possible, et convient surtout aux élèves qui commencent ou qui ont besoin de revoir promptement leur anatomie. Les qualités de ce professeur sont la clarté, la méthode, et une activité qui lui permet de démontrer d'une manière complète toutes les parties de l'anatomie en trois mois. Je reprocherai cependant à M. Dupré de parler sur un ton de voix trop élevé, et de mettre dans ses discours une emphase qui ne convient point au langage scientifique.

Cours d'anatomie descriptive.

M. LUDOVIC HIRSCHFELD.

M. Ludovic est un anatomiste de premier ordre, depuis longtemps connu par ses magnifiques préparations de névrologie et d'angiologie qui ont servi de types au grand Atlas de Bourgery et aux dessins de son bel ouvrage sur *le Système nerveux et les organes des sens*. Rien n'égale son habileté à manier le scalpel. Son cours est aujourd'hui très-fréquenté par les élèves, qui y trouvent, à l'appui d'une démonstration toujours savante de l'organisme humain, la plus belle collection de pièces anatomiques qu'aucun professeur puisse réunir.

Je citerai encore, parmi les professeurs de l'école pratique, M. RAMBAUD, qui enseigne avec beaucoup de zèle et de succès l'anatomie descriptive ; M. FOLLIN, professeur habile d'anatomie chirurgicale ; M. FANO, dont l'enseignement sur l'anatomie et la physiologie du système nerveux et des organes des sens rappelle, pour le talent, la méthode et la clarté, le cours autrefois si célèbre de M. Longet ; et M. Cl. BERNARD, professeur de physiologie expérimentale, dont nous parlerons plus loin.

DISSECTIONS.

Je n'insisterai pas ici sur la nécessité des dissections dans les études anatomiques : c'est un point sur lequel tout le monde est d'accord. Il ne suffit pas, en effet, que l'élève écoute la parole de ses maîtres ; il faut encore qu'il vérifie par lui-même les faits qui lui ont été enseignés ; qu'il interroge la nature, qu'il suive de l'œil et de la main les mystérieux détails de l'organisation humaine. Sans ce travail, rien ne lui sera révélé des merveilles de la science ; jamais sa main n'osera s'armer de l'instru-

ment qui doit soulager les souffrances de ses semblables ; jamais son regard ne pourra pénétrer dans
la profondeur des organes malades pour en saisir
les altérations pathologiques. Il ne sera ni chirurgien
ni médecin.

Les dissections ont lieu à l'École pratique de
la Faculté de médecine et dans les amphithéâtres
de Clamart pendant le semestre d'hiver. Occupons-
nous d'abord des travaux anatomiques de l'École
pratique.

Dissections à l'École pratique.

Ces travaux se font dans cinq pavillons, dont quatre
sont dirigés officiellement par les aides d'anatomie
de la Faculté, et le cinquième est réservé aux professeurs particuliers et aux élèves qui désirent disséquer seuls.

Les cadavres que fournissent les hôpitaux sont
ainsi distribués : les professeurs particuliers ont
droit à un sujet entier et à une ouverture par mois,
à la condition de faire un cours dans un des amphithéâtres de l'École pratique ; les aides d'anatomie
reçoivent également un sujet entier et une ouverture par mois ; quant aux élèves, ils sont réunis par
séries de cinq et reçoivent, à tour de rôle, pour chaque
série, un cadavre, qui ne leur est délivré que sur la
signature immédiate de quatre d'entre eux. Cette
formalité n'est pas exigée des élèves qui sont sous
la direction des aides d'anatomie. Nous demandons
pourquoi ce privilége n'est pas également accordé
aux élèves qui suivent les professeurs particuliers.

C'est là une exception presque injurieuse pour ces derniers, et en même temps très-préjudiciable aux études anatomiques, puisqu'il suffit d'un seul élève absent ou malade pour priver les autres du sujet nécessaire à leurs dissections.

Les élèves se distribuent sous le rapport de leurs travaux anatomiques en trois catégories :

1° Ceux qui dissèquent sous la direction des aides d'anatomie, moyennant 30 francs pour tout le semestre ;

2° Ceux qui suivent les professeurs particuliers ;

3° Les élèves libres disséquant sans aucune direction.

Les élèves de ces trois catégories sont munis chacun d'une carte qui leur est délivrée par le chef des travaux anatomiques sur la présentation de leur feuille d'inscription, et avec laquelle ils forment leurs séries.

J'ai dit plus haut que quatre pavillons sont occupés par les élèves qui dissèquent avec les aides d'anatomie ; tandis que ceux qui suivent les professeurs particuliers, ainsi que les élèves libres, bien qu'ils soient aussi nombreux que les premiers, n'ont qu'un seul pavillon pour se réunir : et encore ce pavillon est-il le plus mal situé, le plus malsain et le plus mal éclairé de tous. Cet état de choses, qui tend à détourner les élèves des professeurs particuliers au profit des aides d'anatomie, est la conséquence de cette mesure malheureuse prise par l'École il y a quelques années seulement, en vertu de laquelle chaque élève, pour disséquer, est tenu de donner 30 francs, c'est-à-dire *de payer ce qui lui est dû*, puisque la Faculté, en échange du prix des inscriptions imposées aux élèves, leur doit l'enseignement complet. Nous appelons sur ce fait, qui compromet, selon nous, la dignité de l'enseignement officiel, toute l'attention de M. le doyen.

Le plus fâcheux en ceci, c'est que cette concurrence faite par l'École aux professeurs particuliers tourne au préjudice des élèves, qui ne peuvent profiter avec les aides d'anatomie, auxquels ils se confient dans leur inexpérience, comme ils le feraient avec les professeurs particuliers, plus capables de bien enseigner l'anatomie, et qui l'enseigneraient beaucoup mieux encore s'ils étaient placés dans de meilleures conditions matérielles.

Ce n'est pas que je veuille rabaisser ici le mérite des aides d'anatomie. Ce sont, au contraire, des jeunes gens remplis d'instruction et riches d'avenir ; mais la science n'est pas l'art de la communiquer, l'habileté dans le professorat n'est pas toujours un corollaire du savoir. Ces aides d'anatomie sont élus dans des concours où on leur demande bien plus de faire preuve de mémoire et d'enrichir le musée de pièces anatomiques que de montrer une véritable capacité pour l'enseignement. Bien plus, les travaux qu'ils sont obligés d'entreprendre pour se préparer à ces épreuves les détournent du professorat et les empêchent, en conséquence, de cultiver l'aptitude dont ils peuvent être doués pour cette carrière. C'est donc, à mon avis, un non-sens de leur confier la direction des études anatomiques qui, sous ce rapport, exigent des connaissances pratiques et une habitude qu'ils ne sauraient avoir encore. Si l'on ajoute les préoccupations d'avenir de ces jeunes gens, pour lesquels cette position n'est que transitoire, le peu d'avantages pécuniaires qu'ils en retirent, et leur insuffisance, eu égard au nombre d'élèves qui leur est imposé, on comprendra qu'ils ne peuvent remplir ces fonctions avec tout le zèle nécessaire à leur accomplissement, quelle que soit d'ailleurs leur bonne volonté.

Les professeurs particuliers, au contraire, tous familiarisés depuis longtemps avec les mille détails de l'enseignement anatomique, ayant à justifier le libre choix de l'élève et à mériter sa confiance; stimulés par l'émulation qui règne entre eux, et faisant, la plupart, de l'enseignement non pas une position transitoire, un marchepied, mais une carrière, peuvent seuls apporter dans leur mission cette activité et ce dévouement de tous les instants dont les élèves ont besoin pour guider leurs pas dans la route difficile de la science anatomique.

Je conseille donc aux élèves qui veulent faire de bonnes études anatomiques de s'adresser aux professeurs particuliers, de préférence aux aides d'anatomie de la Faculté.

Quel que soit d'ailleurs le parti qu'ils choisissent, ils devront, dans leurs dissections, se conformer aux préceptes suivants :

I. Se munir d'un livre, d'une boîte complète de scalpels, d'une scie, d'un marteau et de quelques autres objets, tels qu'une blouse, une éponge et des serviettes (1).

(1) M. Charrière a modifié de la manière la plus ingénieuse les boîtes de scalpels, autrefois si incommodes, en imaginant une boîte-trousse qui, tout en conservant la forme et la dimension des instruments, offre le plus petit volume possible. Cette trousse est à deux pliants : sur l'un est fixé un coffret métallique dont toutes les pièces sont estampées et découpées, afin que tous les scalpels s'y adaptent facilement ; sur l'autre, qui est fait à la manière des trousses ordinaires, sont disposées des passettes destinées à recevoir d'autres instruments.

Voici quelle doit être la composition de cette trousse, dont la pratique a démontré les avantages, pour les besoins ordinaires des dissections :

1° 6 scalpels ordinaires ; 2° 1 pince taillée en lime et goupillée ; 3° 1 érigne à chaîne ; 4° 1 paire de ciseaux droits : son prix est de 10 fr. Je conseille d'y joindre les instruments suivants, nécessaires pour certaines préparations, et qui peuvent se placer dans la même trousse sans en augmenter le volume :

1° 1 paire de ciseaux courbes ;

2° 1 tube à insuffler ;

3° 1 sonde cannelée ;

4° 2 stylets dont un en baleine, et un paquet de soies de sanglier.

M. Charrière a fabriqué, sur le même principe, des boîtes à autopsie, qui ont les mêmes avantages relatifs de contenir beaucoup de choses sous un très-petit volume.

Au moment de mettre sous presse, nous apprenons que cet habile fabricant vient d'apporter aux ciseaux de dissection et en général à tous les instruments à deux branches, tels que ciseaux, cisailles, sécateurs, etc., une modification des plus ingénieuses et des plus utiles. M. Charrière a imaginé pour cela, de remplacer la vis qui servait à unir les deux branches, par un tenon rivé carrément sur l'une d'elles et destiné à recevoir la seconde branche qui porte une mortaise. Ce système très-simple a l'avantage de permettre à volonté la séparation des deux branches et les empêche de se desserrer par l'usage. Tous ceux qui ont l'habitude de ces instruments comprendront la supériorité de ce nouveau système. Voilà pourquoi j'ai cru devoir signaler aux élèves cette utile innovation pour les mettre en mesure d'en profiter immédiatement.

II. Faire tous les jours une séance d'au moins trois heures à l'amphithéâtre, et qui ne doit jamais en dépasser quatre.

III. Ne jamais commencer une préparation sans avoir des notions sur les parties qu'on doit disséquer.

IV. Mettre le sujet ou la partie du sujet qu'on doit disséquer dans une position telle, qu'on puisse travailler sans gêner les élèves de sa série ou être gêné par eux.

V. La préparation une fois faite, l'étudier le jour même et encore une fois le lendemain matin.

VI. Faire profiter de sa préparation ses condisciples et autant que possible profiter des leurs, en étudiant tous ensemble.

VII. Disséquer le plus proprement et avec le plus de soin possible : une préparation bien faite, outre la satisfaction artistique qu'elle procure à son auteur, s'étudie mieux et se grave plus aisément dans la mémoire.

VIII. Ne pas se décourager toutefois aux premières difficultés que l'on éprouve dans la manœuvre du scalpel. C'est un écueil qui attend tous les commençants et dont on triomphe aisément avec un peu de persévérance.

IX. Aussitôt la préparation terminée, serrer dans leur boîte tous les instruments dont on s'est servi, afin d'éviter les blessures dangereuses que peuvent faire ces instruments oubliés sur la table ou sur le cadavre.

X. En cas de piqûres ou de coupures avec des scalpels maculés par le cadavre, exposer immédiatement la partie blessée sous un filet d'eau, puis exercer sur elle une succion prolongée, et enfin la cautériser avec la pierre infernale, ou mieux encore avec de l'ammoniaque.

XI. Ne jamais sortir de l'amphithéâtre sans avoir recouvert légèrement les préparations que l'on veut conserver pour le lendemain, nettoyé sa table et placé le cadavre dans la situation la plus favorable à sa conservation.

XII. Étudier tous les soirs dans un bon livre les parties préparées le jour ou la veille : le calme du cabinet étant plus propice à la méditation que le tumulte de l'amphithéâtre.

Telles sont les règles générales qui conviennent à toutes les dissections; quant aux règles particulières qu'on doit suivre pour chaque préparation, on conçoit que je ne puisse les indiquer ici, et que l'élève doit les demander à ses livres ou à ses maîtres.

Dissections dans les amphithéâtres de Clamart.

Dans ces amphithéâtres sont reçus les élèves des

hôpitaux, auxquels des sujets sont distribués pour leurs études anatomiques. L'enseignement y est dirigé par deux prosecteurs qui se partagent un seul cours d'anatomie et font, en alternant, l'un l'anatomie descriptive, l'autre l'anatomie topographique. Ces cours sont suivis par les élèves internes et les externes; mais la trop grande distance qui sépare ces amphithéâtres de l'École de médecine est un inconvénient qui empêchera toujours l'enseignement de Clamart de rivaliser avec celui de l'École pratique.

Laboratoire d'anatomie générale et comparée.

M. Ch. ROBIN, PROFESSEUR,

Agrégé à la Faculté de médecine de Paris.

Ce laboratoire est situé au rez-de-chaussée de l'aile droite des bâtiments de l'ancienne mairie du XIe arrondissement, rue Garancière. Il fait face au laboratoire de chimie de MM. Verdeil et Wurtz, dont nous avons précédemment parlé, et ne lui cède en rien pour son intelligente distribution. De vastes salles parfaitement éclairées et aérées, des réservoirs, des viviers, des cages de toute sorte pour la conservation des animaux vivants, des microscopes d'une grande puissance, des tuyaux mobiles garnis de robinets, d'où s'échappent des filets d'eau rapides que l'on dirige à volonté, tous les instruments et appareils nécessaires aux préparations anatomiques.

font aussi de cet établissement un modèle du genre pour l'étude de l'anatomie.

La réunion de deux laboratoires, l'un de chimie et l'autre d'anatomie, tous deux admirablement disposés et pouvant se prêter un mutuel concours, est d'ailleurs une excellente idée que comprendront tous les hommes versés dans l'enseignement des sciences physiques et naturelles. C'est une heureuse innovation dont profiteront à la fois la science et ses auteurs.

M. Ch. Robin fait dans ce laboratoire un cours d'anatomie générale, normale et pathologique. Ce cours comprend deux ordres de leçons : 1° Des leçons théoriques ; 2° des leçons pratiques ou expérimentales, à l'aide du microscope. Il a pour but de faire connaître tous les éléments anatomiques des tissus et des humeurs normaux et morbides, ainsi que leurs principaux caractères et les modifications qu'ils présentent suivant les âges, les maladies et les espèces animales, s'il y a lieu.

Les microscopes faisant partie du laboratoire sont à la disposition des élèves sous la direction du professeur.

Comme complément de l'enseignement pratique de l'anatomie, les élèves sont exercés, sous la direction de M. Robin, au Manuel opératoire des injections fines.

BIBLIOGRAPHIE.

LIVRES D'ANATOMIE ET DE PHYSIOLOGIE.

ANATOMIE DESCRIPTIVE.

Boyer. — Traité complet d'anatomie, 4ᵉ édition. 4 vol. in-8. Paris, 1815.

Science précise, claire, chirurgicale. L'anatomie a marché depuis l'apparition de cet ouvrage; mais il est resté comme un modèle de description. C'est encore là qu'il faut étudier l'ostéologie et la myologie.

Bichat continué par *Roux* et *Buisson*. — Traité d'anatomie descriptive. Paris, 1831. 5 vol. in-8.

Facilité dans l'exposition, exactitude dans les détails, élégance dans le style. Application de l'anatomie à la physiologie et à la médecine.

Cloquet (Hippolyte). — Traité d'anatomie descriptive, 6ᵉ édition. Paris, 1836. 2 vol. in-8.

Ouvrage remarquable par la précision aphoristique de ses descriptions. Tous les mots portent dans cet auteur.

Cruveilhier. — Anatomie descriptive, 3ᵉ édition. Paris, 1851. 4 vol. in-8.

Livre aujourd'hui classique, entre les mains de tous les élèves. Le meilleur ouvrage que l'on puisse prendre pour l'étude du cabinet ; mais trop long, à mon avis, pour les travaux d'amphithéâtre.

Blandin. — Nouveaux éléments d'anatomie descriptive. Paris, 1838. 2 vol. in-8.

Ouvrage méthodique, précis et complet. Il serait à désirer cependant que certaines parties, comme la description des centres nerveux et de quelques autres viscères, fussent plus largement élaborées. C'est néanmoins un excellent guide d'amphithéâtre, dont je conseille l'étude, surtout à ceux qui veulent devenir chirurgiens.

Bayle. — Traité élémentaire d'anatomie descriptive, 5e édition. Paris, 1843. 1 vol. in-18.

Le meilleur des manuels de ce genre. Avec ce livre et l'*Atlas complet d'anatomie descriptive* de Masse, un élève peut revoir en quelques jours les matières de son second examen.

Sappey. — Manuel d'anatomie descriptive et des préparations anatomiques. Paris, 1850. Tome 1er, 1 vol. in-18, avec figures dans le texte.

Livre d'amphithéâtre, composé le scalpel à la main. Nous attendons avec impatience le tome deuxième. — Le tome premier comprend : l'*ostéologie*, l'*arthrologie*, la *myologie*, l'*aponévrologie* et l'*angiologie*.

Coste. — Manuel de dissection, ou Éléments d'anatomie générale descriptive et topographique. Paris, 1847.

Excellent résumé, qui indique dans le professeur de l'École de médecine de Marseille un bon anatomiste.

ATLAS D'ANATOMIE DESCRIPTIVE.

Ces ouvrages ne sont utiles que pour revoir les parties déjà étudiées sur le cadavre, mais ne sauraient, dans aucun cas, dispenser des dissections. Voici les principaux :

Bourgery et Jacob. — Traité complet de l'anatomie de l'homme, texte et planches. Paris, 1830–1851. 7 vol. in-folio, avec planches dessinées par Jacob. — 84 livraisons sont publiées.

Quant au texte, il est écrit dans un style trop prétentieux : Voltaire s'est moqué de ceux qui portaient l'éloquence jusqu'en anatomie. — Quant aux planches, dont les préparations sont dues à M. Ludovic, elles sont belles, exactes, mais d'un prix trop élevé pour les élèves. Cet ouvrage est toutefois un beau monument élevé à la science anatomique.

Bourgery et Jacob. — Anatomie élémentaire en 20 planches, format grand colombier, représentant chacune un sujet dans son entier, à la proportion de demi-nature.

Planches fort élégantes, utiles pour orner le cabinet d'un anatomiste, ou la chambre d'un étudiant.

Bonamy, P. Broca et Beau. — Atlas d'anatomie

descriptive du corps humain. Paris, 1844 à 1851. 4 vol. grand
in-8. — 46 livraisons sont publiées.

Cet ouvrage, dont l'exactitude est garantie par
l'habileté bien connue de ses auteurs, a, sous le
point de vue artistique, toutes les qualités de celui
de M. Bourgery, et coûtera beaucoup moins cher.
La publication de cet atlas est donc un véritable
service rendu à la science et aux élèves.

Les parties publiées comprennent : 1° *Ostéologie*,
Syndesmologie et *Myologie*; 2° *Appareils circula-
toires*; 3° *Splanchnologie*.

Ludovic Hirschfeld, docteur en médecine, et **Léveillé**, dessinateur. — Névrologie ou Description et Iconographie du système nerveux et des organes des sens de
l'homme, avec leur mode de préparation. Paris, 1851. 1 vol.
in-4, avec 90 planches dessinées par M. Léveillé.

La plus complète, et en même temps la plus con-
cise exposition des organes des sens et du système
nerveux de l'homme. Rien n'égale la clarté des
descriptions, si ce n'est l'exactitude et l'élégance
artistique des dessins. C'est la nature prise sur le
fait, dans ses plus petits détails, par deux hommes
qui ont déjà fait leurs preuves de talent dans la part
active qu'ils ont prise à la publication du grand
Traité d'anatomie de Bourgery, l'un comme prosecteur, et l'autre comme dessinateur.

Cet ouvrage contient, en outre, de précieuses indications, à l'aide desquelles les élèves pourront se
former facilement aux dissections délicates de la
névrologie.

Masse. — Petit atlas d'anatomie descriptive du corps humain, 4e édition. Paris, 1848. 1 beau volume in-18, contenant 112 planches gravées, ainsi distribuées :

1° Ostéologie	12 pl.		5° Splanchnologie	15 pl.
2° Syndesmologie	8 pl.		6° Angiologie	28 pl.
3° Myologie	18 pl.		7° Névrologie	27 pl.
4° Aponévrologie	4 pl.			

La providence des élèves qui *repassent* les matières de leur second examen.

Cloquet (Jules). — Manuel d'anatomie descriptive du corps humain, représentée en planches lithographiées. Paris, 1825. 4 vol. in-4.

Défectueux sous le double rapport de l'exécution artistique et de l'exactitude anatomique.

ANATOMIE TOPOGRAPHIQUE OU CHIRURGICALE.

Velpeau. — Traité complet d'anatomie chirurgicale, générale et topographique du corps humain, ou Anatomie considérée dans ses rapports avec la pathologie chirurgicale et la médecine opératoire, 3e édition. Paris, 1836. 2 vol. in-8 avec atlas in-fol.

Ouvrage très-savant, très-estimé et très-utile.

Malgaigne. — Traité d'anatomie chirurgicale et de chirurgie expérimentale. Paris, 1838. 2 vol. in-8.

Beaucoup de bonnes choses comme sait les dire M. Malgaigne.

Blandin. — Traité d'anatomie topographique, ou Anatomie des régions du corps humain, considérée spécialement dans ses rapports avec la chirurgie et la médecine opératoire, 2e édition. Paris, 1834. 1 vol. in-8.

Le meilleur de tous les livres d'anatomie chirurgicale : clarté, précision, exactitude dans l'indication des rapports organiques ; justesse et logique sévère dans les applications de l'anatomie à la chirurgie. Ouvrage d'amphithéâtre.

Pétrequin. — Traité d'anatomie médico-chirurgicale et topographique, 1843. 1 vol. in-8.

L'auteur parle beaucoup trop de lui dans une science qui est celle de tout le monde.

Dubreuil. — Des anomalies artérielles considérées dans leurs rapports avec la pathologie et les opérations chirurgicales. Paris, 1847. 1 vol. in-8, avec atlas de 17 planches.

Livre utile aux élèves qui se destinent à la pratique de la chirurgie. Professeur d'anatomie à la Faculté de médecine de Montpellier, l'auteur a profité de sa position pour rassembler dans cet ouvrage un grand nombre de faits d'anomalies artérielles qu'il a ajoutés à ceux déjà consignés dans les annales de la science.

ANATOMIE GÉNÉRALE.

Bichat. — Anatomie générale appliquée à la médecine et à la physiologie. Édition publiée par Blandin. Paris, 1831. 4 vol. in-8.

Tout a été dit sur ce livre qui est le plus beau titre de gloire de son auteur.

Béclard. — Éléments d'anatomie générale, ou Description

de tous les genres d'organes qui composent le corps humain,
3e édition. 1 vol. in-8. Paris, 1851.

Modèle de description, d'ordre et de méthode.
Édition rajeunie et annotée par le fils de l'auteur.

Mandl. — Manuel d'anatomie générale appliquée à la
physiologie, 1843. 1 vol. in-8.

Les nombreuses observations microscopiques
que contient cet ouvrage lui donnent un cachet
scientifique tout particulier.

Henle. — Traité d'anatomie générale, ou Histoire des tissus et de la composition chimique du corps humain ; traduit
de l'allemand, par le docteur Jourdan. Paris, 1843. 2 vol.
in-8 avec fig.

Huschke. — Traité de splanchnologie et des organes des
sens. Paris, 1845. 1 vol. in-8, avec figures.

Vogel. — Traité d'anatomie pathologique générale. Paris,
1846. 1 vol. in-8.

Ne pouvant recommander aux élèves toutes les
parties de l'*Encyclopédie anatomique*, nous leur
indiquons comme très-utile la lecture des ouvrages
de Henle, de Huschke et de Vogel. Ces livres sont
la représentation des plus pures doctrines de l'école
anatomique de Berlin, qui a pour chef l'illustre physiologiste J. Müller.

Ch. Robin. — Tableaux d'anatomie comprenant l'exposé
de toutes les parties à étudier dans l'organisme de l'homme et
dans celui des animaux. Paris, 1850, in-4.

Ch. Robin. — Traité du microscope et des injections

dans leurs applications à l'anatomie et à la pathologie. Paris, 1849. 1 vol. in-8 avec planches.

Ch. Robin et **Verdeil**. — Traité de chimie anatomique et physiologique. Paris, 1852. 2 vol. avec 10 planches gravées.

Ces trois ouvrages embrassent, avec le *Traité d'anatomie générale*, que doit publier M. le docteur Ch. Robin, non-seulement l'anatomie des tissus et des fluides, mais encore la manière de les étudier au moyen de nouveaux procédés d'investigation.

Le *Traité de chimie anatomique* comprend l'étude chimique de tous les éléments anatomiques de l'organisme, décomposés en leurs principes immédiats nettement caractérisés, soit à l'état normal, soit à l'état pathologique.

PHYSIOLOGIE.

Bichat. — Recherches physiologiques sur la vie et la mort.

Le premier et le plus beau monument élevé à la physiologie expérimentale. Ouvrage qu'un médecin ne peut ignorer.

Burdach. — Traité de physiologie considérée comme science d'observation; traduit de l'allemand par Jourdan. Paris, 1837, 9 vol. in-8.

Grande et magnifique peinture de la science des fonctions. Ajoutez-y l'immortel ouvrage de Haller (*Elementa physiologiæ corporis humani*, Lausanne, 1757; 9 vol. in-4), et vous aurez le tableau le plus fidèle des connaissances physiologiques depuis les temps les plus reculés jusqu'à nos jours.

Muller. — Manuel de physiologie ; traduit de l'allemand, avec des additions , par le docteur Jourdan. 2e édition, revue et annotée par E. Littré, membre de l'Institut. Paris , 1851. 2 forts vol. in-8, avec 320 figures dans le texte.

Cet ouvrage doit son immense succès à ce que l'illustre professeur de Berlin, tout en se renfermant dans un cadre assez resserré , a su y faire entrer non-seulement les vérités de tous les temps et de tous les pays, la plupart vérifiées et confirmées par ses propres recherches et ses propres expériences , mais encore une multitude de faits nouveaux , tels qu'on devait en attendre de l'homme qui a le plus contribué aux progrès positifs de l'anatomie et de la physiologie comparées.

Les nombreuses additions ajoutées par M. Littré à cette deuxième édition en font un traité didactique complet, avec lequel les élèves peuvent se dispenser des autres.

Bérard. — Cours de physiologie fait à la Faculté de médecine de Paris. Paris, 1848-1851. Tomes I, II, III.

Reproduction fidèle du cours de physiologie de la Faculté, cet ouvrage en a toutes les qualités et les défauts. Ajoutons qu'il est à craindre que les nombreux détails anatomiques qu'il renferme ne lui fassent dépasser les limites d'un livre élémentaire.

Magendie. — Précis élémentaire de physiologie, 4e édition. Paris, 1836. 2 vol. in-8.

Magendie. — Phénomènes physiques de la vie, leçons professées au Collége de France. Paris, 1842. 4 vol. in-8.

Science expérimentale et positive.

Flourens. — Recherches expérimentales sur les propriétés et les fonctions du système nerveux dans les animaux vertébrés, 2ᵉ édition. Paris, 1842. 1 vol. in-8.

Expériences célèbres, faisant époque dans l'histoire de la science. Point de départ de beaucoup de travaux modernes sur le système nerveux.

Longet. — Anatomie et physiologie du système nerveux de l'homme et des animaux vertébrés. 1843. 2 vol. in-8.

Ouvrage qui a valu à son auteur une couronne à l'Institut et un fauteuil à l'Académie de médecine.

Longet. — Traité de physiologie, tome II. Paris, 1850. 1 vol. in-8.

Pourquoi commencer la publication d'un ouvrage par le tome deuxième ? Je doute fort que cette innovation singulière soit du goût des souscripteurs, qui depuis deux ans attendent vainement le tome premier. — Ce tome deuxième comprend : les *organes des sens*, le *système nerveux*, les *facultés intellectuelles* et la *génération*.

Segond. — Histoire et systématisation générale de la biologie, principalement destinée à servir d'introduction aux études médicales. Paris, 1851. 1 vol. in-12.

Petit livre bien fait, pouvant servir d'introduction à l'étude de la physiologie.

BIBLIOTHÈQUE DE L'ÉTUDIANT EN MÉDECINE
POUR L'ÉTUDE DE L'ANATOMIE ET DE LA PHYSIOLOGIE.

Parmi tous les livres que je viens de passer en

revue, voici ceux qui sont absolument indispensables à l'élève de seconde année :

Anatomie descriptive. — CRUVEILHIER et SAPPEY.
Anatomie topographique. — VELPEAU.
Anatomie générale. — BICHAT, HENLE.
Physiologie. — MULLER.
Atlas d'anatomie. — BONAMY et LUDOVIC, ou MASSE.

ANATOMIE PLASTIQUE

OU PIÈCES ARTIFICIELLES D'AUZOUX.

Je répéterai pour les pièces de M. Auzoux ce que j'ai dit des Atlas d'anatomie : quel que soit leur mérite, elles ne sauraient dispenser les élèves des dissections. Elles ne sont utiles que pour revoir les parties étudiées sur le cadavre, ou pour enseigner l'anatomie aux gens du monde.

CHAPITRE VI.

DEUXIÈME EXAMEN DU DOCTORAT. — TROISIÈME EXAMEN
DE FIN D'ANNÉE. — PATHOLOGIE. — MÉDECINE
OPÉRATOIRE.

Ces deux examens comprennent la pathologie interne, la pathologie externe, et, pour l'examen du
doctorat seulement, la médecine opératoire. L'élève
doit faire devant les examinateurs plusieurs opérations qui lui sont indiquées par l'un d'eux.

Après avoir étudié l'homme dans ses conditions
normales ou régulières, il faut que le médecin le
considère dans ses états anormaux, c'est-à-dire
dans les dérangements qui, pendant le cours de
son existence, peuvent survenir à ses organes, et à
leurs fonctions. C'est là le but d'un nouvel ordre
d'études auquel on a donné le nom de *pathologie*.

Cette science a pour objet la connaissance de toutes
les maladies, et se divise en pathologie *générale* et
en pathologie *spéciale*, laquelle se divise elle-même
en pathologie *interne* et en pathologie *externe*. La
pathologie comprend encore deux autres sciences,
l'*anatomie* et la *physiologie pathologiques*.

La *pathologie générale* étudie les maladies d'une manière abstraite et considérées dans ce qu'elles offrent de commun. Elle s'occupe de leurs causes, de leurs caractères généraux ou symptômes, de leurs signes, de leur marche, de leurs terminaisons, en un mot, des divers points de vue sous lesquels on peut les envisager dans leur ensemble.

La *pathologie spéciale* étudie les individualités morbides, les espèces pathologiques, c'est-à-dire les maladies définies ou spécialisées par les organes qu'elles frappent. Elle analyse leurs caractères particuliers, leur diagnostic différentiel, leur durée, leurs divers modes de terminaison, en un mot, tous les signes qui les distinguent les unes des autres.

C'est pour me conformer à l'usage que j'ai divisé cette science en *pathologie interne* ou médicale, et en *pathologie externe* ou chirurgicale. Il n'existe point, en effet, de maladies chirurgicales proprement dites ; il y a seulement des maladies pour la guérison desquelles l'intervention de *l'art chirurgical* est nécessaire, et qui, pour cette raison, doivent être plus spécialement étudiées par les hommes qui se livrent à la pratique de cet art. C'est donc sous le rapport de la thérapeutique et non sous celui de la nature des maladies que cette distinction est utile et peut être maintenue.

L'anatomie pathologique est la connaissance des altérations ou modifications matérielles que subissent nos organes dans les maladies. Cette science est fort utile, mais il ne faut pas cependant s'en exagérer l'importance et croire qu'elle seule suffit pour tout expliquer en pathologie. Elle ne juge les maladies qu'en dernier ressort, pour ainsi dire, par leur expression finale, sans tenir compte des phénomènes primitifs sous l'influence desquels les lésions organiques s'effectuent. Il faut, pour bien connaître une maladie, non-seulement en étudier les lésions matérielles présentes, mais encore en déterminer les conditions pathogéniques, c'est-à-dire les modifications premières de l'organisme qui produisent ces lésions et président à leur développement. De cette manière seulement, vous aurez une idée complète et satisfaisante de l'acte morbide; tandis que si vous bornez vos recherches aux modifications purement matérielles des organes, vous ne connaîtrez que la lettre morte, la solution cadavérique du problème. Si j'insiste sur ce point, c'est que, dans ces derniers temps, on a voulu faire de l'anatomie pathologique comme le pivot de toutes les sciences médicales, et ne considérer dans l'étude des maladies que des lésions d'organes, et rien de plus. Sans doute, cette connaissance est importante, et je suis loin d'en nier l'utilité; mais, encore une fois, elle n'est que secondaire, et avant tout, je le répète, il faut chercher à connaître les phénomènes actifs, les troubles primordiaux qui déterminent l'état pathologique. En vain vous percuterez, vous palperez, vous ausculterez; en vain vous interrogerez la mort dans vos autopsies : vous n'aurez que des notions grossières et insuffisantes de l'homme malade, si vous ne portez plus loin vos regards.

La *physiologie pathologique* est une preuve évidente de ce que je viens d'avancer. Cette science, qui a pour but l'étude des actes morbides de l'organisme, ne nous montre-t-elle pas, en effet, que, le plus souvent, les troubles fonctionnels ne correspondent pas aux lésions organiques, et réciproquement? Ne voyons-nous pas tous les jours, d'un côté, les désordres fonctionnels les plus graves, et même la mort survenir sans lésions organiques appréciables; et de l'autre, les altérations anatomiques les plus grandes ne produire que des dérangements insensibles dans les fonctions? Mais, nous dit-on, si, dans le premier cas, nous ne voyons pas les lésions matérielles, c'est que nos moyens d'investigation sont insuffisants; et, dans le second, si nous ne constatons pas de troubles fonctionnels, c'est que l'économie s'habitue insensiblement à ces ravages organiques, et les supporte sans se plaindre... C'est là, il faut en convenir, une explication fort commode, mais qui, par malheur, n'explique rien et dont se contenteront difficilement les esprits sérieux.

Il est une autre question que je dois envisager ici, avant d'indiquer la méthode qu'il convient de suivre dans les études pathologiques. J'entends de toutes parts demander : la pathologie est-elle une science? J'avoue qu'il est difficile de répondre. En examinant ce qui se passe autour de nous, en considérant de quelle manière la pathologie est comprise et enseignée dans les cours officiels de la Faculté, dans les cliniques et dans les livres, on est bien forcé de donner raison à ceux qui mettent en doute sa valeur scientifique.

Que voyons-nous, en effet, dans l'enseignement actuel, si ce n'est un assemblage informe de faits particuliers et incohérents, d'opinions hasardées et individuelles qu'aucun lien commun ne réunit, qu'aucun principe ne domine? Est-ce donc avec ces matériaux épars qu'on peut prétendre constituer un corps de science où tout doit s'enchaîner et se correspondre? Est-ce donc avec de tels éléments qu'on espère se tenir dans la voie du progrès? Ce serait au moins une étrange illusion.

Ce qui fait la force et assure le succès de tout enseignement collectif, c'est l'unité de principe et la communauté des idées. Sans ce double accord, l'élève, flottant sans cesse entre les opinions divergentes de ses maîtres, ne sait à quel principe s'arrêter, perd sa foi en la science, et se dégoûte d'un travail dont il ne recueille que doute et incertitude. Le but de ses études est manqué.

Aujourd'hui les médecins les plus haut placés ne sont plus que des collecteurs d'observations. Ils recueillent, ils amassent des faits particuliers, qu'ils comptent, supputent et analysent avec une patience et un scrupule vraiment germaniques (1). De tous côtés on percute, on ausculte, on palpe, on mesure, on accumule faits sur faits, observations sur observations; mais on se garde bien de les grouper, de les coordonner, de chercher entre eux quelques liens

____

(1) Rostan.

systématiques. Bien plus, on affecte le plus profond mépris pour tout homme qui, ne voulant point faire abnégation de sa pensée, tenterait cette œuvre architecturale.

Ce n'est pas que je veuille ici révoquer en doute les bienfaits et la puissance de l'observation en médecine. On ne saurait, au contraire, s'y livrer avec trop de soin, et nier son utilité serait nier la lumière. Mais est-ce à dire pour cela que tout en médecine réside dans la simple observation, et devons-nous répéter avec Baglivi : *Ars tota in observationibus?* Non, certes; car les observations ne sont que les matériaux bruts de la science, mais ne la constituent pas à eux seuls. Il faut, pour édifier celle-ci, que l'esprit les coordonne, les féconde et les vivifie.

Ce dédain que de nos jours on affecte pour les théories vient sans doute des tentatives malheureuses de systématisation qui, à diverses époques de la science, ont été faites par des hommes supérieurs. On regarde comme inutiles et vains de nouveaux efforts tentés dans ce but, et on se renferme alors dans le cercle étroit des faits particuliers. Cette réserve est peut-être fort sage, mais elle substitue le chaos à l'erreur, elle tue l'idée sous le fait.

« Il arrive un temps, dit M. Dubois (d'Amiens), où les progrès de la raison sont tels, qu'il n'est plus possible d'employer les faits recueillis que dans un but de systématisation. Ceux qui alors s'obstinent dans d'autres idées sont des esprits ou rétrogrades ou nuls ; ils sont mal faits ou impuissants, ils voient mal ou ils ferment les yeux. »

D'ailleurs pensez-vous faire marcher la science avec vos collections de faits particuliers? Écoutez ce que vous dit Bacon, ce grand maître en l'art de penser : « C'est en vain qu'on espère de grands accroissements dans les sciences, lorsqu'on se borne à y surajouter ou à enter les connaissances nouvelles sur les anciennes ; mais il faut en reconstruire le système entier, depuis leurs premiers principes, si l'on ne veut y être toujours borné à un mouvement comme circulaire, qui ne permet que des progrès presque insensibles. »

Il serait donc temps de sortir de cette science de détails aussi stérile que vaine, et de tenter de s'ouvrir une voie plus large et plus féconde... Je regrette que la nature et les limites de cet ouvrage ne me permettent pas de développer ici les principes sur lesquels il est possible, selon moi, de réédifier la science des maladies, d'en faire un tout harmonique où les idées et les faits s'enchaînent et se correspondent. Mais revenons à notre sujet.

Le troisième examen du doctorat comprend, outre la pathologie interne et externe, la *médecine opératoire*. Cette science, ou plutôt cet art, se compose de tous moyens de guérir qui procèdent par l'œuvre de la main et l'application des instruments. Quelques auteurs en retranchent l'application des bandages, ainsi que la réduction des luxations et des fractures. C'est à tort, selon moi ; car ces opérations sont des œuvres de la main tout aussi laborieuses que les autres, et doivent conséquemment figurer parmi celles-ci. La médecine opératoire a pour base l'anatomie normale et l'anatomie pathologique : l'une lui indique les moyens de parvenir à un organe sens léser les autres, elle trace à l'instrument son dangereux itinéraire; l'autre lui montre les altérations organiques qu'elle doit faire disparaître ou dont elle doit seulement modifier la manière d'être, soit en agissant directement sur elles, soit en opérant sur des organes voisins. Tout bon enseignement de médecine opératoire doit donc reposer sur la connaissance approfondie de ces deux branches de la science.

La médecine opératoire a fait de nos jours de grands progrès. Elle a pris, grâce aux travaux des hommes éminents qui s'en occupent, une physionomie toute nouvelle, et par la précision des détails, et par l'exactitude rigoureuse des descriptions. Citer les noms de Sabatier, de Boyer, de Dupuytren, de Roux, de Velpeau, de Lisfranc, de Bégin, de Jobert, c'est dire tout ce que l'art a pu gagner sous la direction de ces maîtres.

Cette partie de l'art de guérir doit être sérieusement étudiée. Elle exige plus que toute autre cette attention soutenue, ce labeur patient, nécessaires à toute acquisition scientifique. C'est ici surtout que la coopération active de l'élève est utile : il ne suffit pas qu'il écoute attentivement la parole de ses maîtres; il faut encore qu'il paye de sa personne, qu'il s'habitue à la manœuvre des instruments, que, par de nombreuses opérations sur le cadavre, il s'efforce d'acquérir cette sûreté de main, ce coup d'œil prompt, cette habitude dont il devra plus tard faire preuve sur le vivant.

« Outre les qualités indispensables au médecin, le chirurgien doit en posséder un grand nombre d'autres qui lui sont spécialement nécessaires. Il faut qu'il ait des sens exquis, qu'il soit ambidextre, et que sa main ait une grande mobilité unie à beaucoup de justesse et d'aplomb; qu'il soit familier avec les expériences sur les animaux vivants; qu'il connaisse à fond l'anatomie de détail; qu'il soit instruit en mécanique; qu'enfin il ait, avec du génie, de l'industrie, de la présence d'esprit, de la fermeté, un sang-froid imperturbable et beaucoup de patience. » Ce tableau me dispense d'entrer dans des développements pour faire sentir aux élèves la nécessité des études pratiques pour cette branche de l'art médical : *Non lectione, non meditatione, non disputatione, sed usu fieri artificem et magistrum.*

Je me bornerai à donner ici quelques préceptes que je crois utile de suivre, pour bien étudier à l'amphithéâtre la manœuvre des opérations.

I. Être toujours muni d'une bonne pince à disséquer, et de plusieurs bistouris de formes variées.

II. Connaître théoriquement l'opération que l'on doit entreprendre sur le cadavre, ainsi que l'anatomie chirurgicale de la région sur laquelle on opère.

III. Ne faire qu'un petit nombre d'opérations par séance, et les revoir ensuite dans un bon livre. Diviser l'étude de chaque opération de la manière suivante : 1° indications de l'opération; 2° instruments; 3° exécution; 4° pansement consécutif.

IV. Placer le cadavre dans une position telle, que la lumière parvienne toujours facilement sous les yeux de l'opérateur.

V. Faire les opérations en suivant un ordre qui *économise* le sujet, c'est-à-dire commencer par les opérations qui ne gênent pas les autres. Ainsi, les ligatures et les ténotomies avant les amputations, le cathétérisme avant la taille, la fistule lacrymale avant les cataractes, la trachéotomie avant les ligatures des artères du cou, etc.

VI. Mettre autant de soin à servir d'aide à ses camarades, qu'on en mettrait à faire l'opération soi-même. L'intelligence des aides pendant une opération est souvent aussi nécessaire pour la mener à bonne fin, que l'habileté de l'opérateur.

VII. Observer pendant une opération la discipline la plus rigoureuse. Le commandement absolu de la manœuvre appartient à celui qui opère. Les aides, au contraire, doivent une obéissance passive.

VIII. Opérer, autant que possible, sans changer de place, ce qui change en même temps la position et les attributions des aides, et compromet la rapidité et la réussite de l'opération.

IX. S'habituer à précéder toujours des yeux la manœuvre de son instrument, pour éviter les *échap-*

pées et les fausses manœuvres, qui peuvent faire manquer l'opération ou blesser dangereusement les aides. Ce qui empêche de réussir beaucoup de répétitions sur le cadavre, c'est la juste crainte qu'ont les aides d'être coupés. Je ne saurais donc trop recommander l'observation de ce précepte.

X. Tenir toujours le sujet très-propre et le bien essuyer avant de commencer une manœuvre, pour que les parties ne glissent pas entre les mains des aides ou celles de l'opérateur.

XI. Apprendre, de manière à ne les oublier jamais, les opérations que le praticien est souvent obligé de faire instantanément, sous peine de laisser périr le malade et de compromettre gravement sa réputation, telles que les ligatures d'artères, le trépan, les hernies, la ponction de la vessie, etc. D'autres opérations, telles que les amputations, les resections, la taille, la staphylorrhaphie, la fistule lacrymale, la cataracte, la pupille artificielle, etc., laissant au chirurgien le choix du moment, lui donnent le temps de s'y préparer.

XII. Étudier également avec le plus grand soin les manœuvres qui sont, pour ainsi dire, la clef de toute une classe d'opérations, par exemple, les divers cathétérismes, l'application du speculum, le toucher vaginal, etc.

XIII. S'exercer, s'il est possible, sur des animaux, aux opérations dont la manœuvre sur le cadavre et sur le vivant présente des différences énormes quant à la difficulté, telles que la trachéotomie, les ligatures d'artères, la taille, la cataracte, etc.

XIV. Ne pas négliger une foule de petites opérations qui sont du ressort de la pratique journalière, telles que les ouvertures d'abcès, l'ongle incarné, le cathétérisme, la paracentèse, l'hydrocèle, les cautérisations, etc.

XV. Suivre un cours spécial pour l'étude des bandages, des appareils de contention herniaire, des fractures, des luxations et autres opérations qui constituent ce qu'on appelle la *petite chirurgie*, et que l'on ne peut apprendre à l'amphithéâtre.

XVI. Enfin, ne pas se surcharger la mémoire d'une foule de procédés étiquetés de noms d'auteurs plus ou moins connus, et retenir seulement ceux qui ont reçu la sanction du temps et de l'expérience.

Je n'ajouterai rien à ces préceptes, si ce n'est le conseil que je donne aux élèves de ne pas se contenter des exercices de médecine opératoire qu'ils auront faits pour se préparer à leur examen, mais de les répéter encore, et avec le plus grand soin, à la fin de leurs études, au moment où, reçus docteurs ou sur le point de l'être, ils vont quitter l'école pour entrer dans la pratique.

Examinons maintenant les sources où l'élève doit puiser son instruction pathologique. Elles sont au nombre de trois : les cours, les cliniques, et les livres.

COURS.

COURS DE PATHOLOGIE ET DE MÉDECINE OPÉRATOIRE.

——

COURS OFFICIELS.

FACULTÉ DE MÉDECINE.

Cours de pathologie et de thérapeutique générales.

(Semestre d'hiver.)

M. ANDRAL, PROFESSEUR.

M. Andral faisait autrefois le cours de pathologie interne. A la mort de Broussais, il sollicita et obtint la chaire qu'occupait ce grand homme. M. Andral, la science et les élèves ont perdu à ce changement.

Cours de pathologie interne.

(Semestre d'été.)

M. REQUIN, PROFESSEUR.

Ce qui distingue avant tout ce professeur, c'est un esprit vif, brillant et original, fortifié par une éducation littéraire peu commune. Beaucoup de gens ont peut-être de bonnes raisons pour ne pas apprécier cette alliance de la science et des lettres. Quant à nous, nous nous plaignons, au contraire, de ce qu'elle soit devenue si rare de nos jours, et nous regrettons de voir tant de savants dont la culture intellectuelle fait un si triste contraste avec leur réputation scientifique. M. Requin fera un excellent cours, et jettera un nouvel éclat sur cette chaire autrefois illustrée par M. Andral. La seule crainte qui nous préoccupe, c'est que la clarté de son discours ne soit fort compromise par une sorte de *bredouillement* qui lui est familier, et dans lequel s'évanouissent en sons confus et inarticulés les finales de ses phrases. C'est là un très-grand défaut, dont M. Requin fera bien de se corriger s'il veut que son enseignement joigne à la richesse du fond la pureté de la forme.

Cours de pathologie interne.

(Semestre d'hiver.)

M. DUMÉRIL, PROFESSEUR.

La grande et verte vieillesse de M. Duméril, sa carrière si brillamment remplie, ses travaux nombreux et variés en histoire naturelle, attestent une organisation aussi vigoureusement trempée au physique qu'au moral.

La chaire qu'il occupe à la Faculté de médecine est maintenant confiée à un agrégé.

Cours de pathologie externe.

(Semestre d'hiver.)

M. GERDY, PROFESSEUR.

M. Gerdy a embrassé dans ses travaux le cercle entier des sciences naturelles et médicales. Il est à la fois anatomiste, physiologiste, médecin, chirurgien, et, par-dessus tout, penseur hardi, logicien serré, et, dit-on, orateur puissant. Cette renommée d'éloquence, M. Gerdy l'a conquise non dans sa chaire, mais à l'Académie nationale de médecine, où chaque discussion sérieuse l'a toujours trouvé prêt pour la lutte. C'est là surtout, en présence de ses adversaires, qu'il a su déployer cette verve mordante, cette originalité d'esprit, et cette indépendance de caractère, qui lui ont valu la réputation dont il jouit. Mais cette dialectique, si puissante quand il s'agit de combattre des hommes, cette éloquence d'académie, nous ne les retrouverons plus, ou au moins nous n'en retrouverons que des teintes affaiblies, dans la chaire de pathologie externe, où M. Gerdy, au lieu de rivaux en présence pour stimuler sa pensée, ne rencontre que les regards bienveillants et attentifs des élèves qui l'écoutent. Sa figure sombre et sévère, sa voix grave et mesurée, jettent sur son enseignement une sorte de froideur et de monotonie, qui en diminuent singulièrement l'intérêt scientifique. Ce cours, néanmoins, mérite d'être suivi, et doit l'être par tous ceux qui aiment la science sérieuse et profonde.

Cours de pathologie chirurgicale.

(Semestre d'été.)

M. Jules CLOQUET, professeur.

On a dit que M. Jules Cloquet est un homme d'esprit qui s'est hâté de travailler pour avoir le temps de jouir. Je laisse à décider si, dans l'espèce, c'est un blâme ou un compliment..... M. Jules Cloquet était professeur, en absence permanente, à l'hôpital des cliniques de la Faculté; à la mort de Marjolin, il sollicita et obtint la chaire de pathologie chirurgicale. Paraîtra-t-il dans cette nouvelle chaire? Hélas! je crains fort que M. Jules Cloquet n'ait encore trop d'esprit pour s'y décider... Tel est mon pronostic. Si je me trompe, tant mieux. Les élèves trouveront en lui un professeur d'un savoir immense, et d'une expérience peu commune.

Cours de médecine opératoire.

(Semestre d'hiver.)

M. MALGAIGNE, professeur.

Partout où M. Malgaigne fait entendre sa parole incisive et mordante, à l'Académie, dans sa chaire de médecine opératoire, on l'écoute avec cette attention, avec cette avidité curieuse qui ne s'attache qu'au vrai talent. Ses leçons sont des modèles d'ordre, de méthode, de clarté, d'érudition et de saine critique; elles charment autant qu'elles intéressent.

M. Malgaigne est une des individualités les plus brillantes de la chirurgie contemporaine. Écrivain et orateur de premier ordre, opérateur ingénieux et hardi, à la fois homme de science et homme d'esprit, il réunit toutes les conditions de la renommée et du succès, et est appelé à jeter un grand éclat sur la chaire qu'il occupe.

Cours d'anatomie pathologique.

(Semestre d'été.)

M. CRUVEILHIER, PROFESSEUR.

M. Cruveilhier a élevé à la science un de ses plus beaux monuments, sous le titre d'*Anatomie patholo-gique du corps humain*. C'est cet ouvrage qui lui a valu l'honneur d'occuper le premier la chaire fondée par les libéralités de Dupuytren. Néanmoins, son cours n'est pas aussi fréquenté qu'il devrait l'être. Cela tient à ce que les élèves négligent beaucoup trop l'anatomie pathologique, dont ils ne sentent pas assez l'importance, et sur laquelle on les interroge rarement aux examens.

COLLÈGE DE FRANCE.

Cours d'embryologie.

M. COSTE, PROFESSEUR.

Enseignement créé par M. Coste. Son succès est justifié par l'esprit d'ordre et d'exactitude que ce professeur apporte dans ses démonstrations, à l'appui desquelles il expose une des plus belles collections d'embryogénie qui existe.

Cours de médecine.

M. MAGENDIE, professeur,

suppléé par M. Cl. BERNARD.

Enseignement rigoureux, exact, positif, reposant sur l'anatomie et la physiologie expérimentales. — M. Cl. Bernard a soutenu cet enseignement à la hauteur où l'avait placé M. Magendie. Esprit sévère et lucide, expérimentateur habile, professeur éloquent, il attire autour de sa chaire tous les jeunes médecins, amateurs de bonne science, et les nombreux étrangers qui visitent Paris avec le désir de perfectionner leurs études. Les beaux travaux et les découvertes physiologiques de M. Cl. Bernard justifient cet empressement, et font désirer vivement la publication de son *Traité de physiologie expérimentale.*

COURS PARTICULIERS

DE PATHOLOGIE, DE MÉDECINE OPÉRATOIRE ET D'ANATOMIE PATHOLOGIQUE.

Cours de pathologie interne.

M. MONNERET.

Ce cours a lieu pendant toute l'année dans le grand amphithéâtre de l'École pratique. Il est tel qu'on devait l'attendre de l'auteur du *Compendium de médecine*. Professeur éloquent et plein de zèle, M. Monneret expose avec une clarté et une précision peu communes la science des maladies. C'est un grand service qu'il rend aux élèves, et dont il est récompensé par les vives sympathies de ses nombreux auditeurs.

Cours de pathologie médicale.

A l'École pratique.

M. BOUCHUT.

M. Bouchut, ancien chef de clinique à l'Hôtel-Dieu, a publié plusieurs travaux remarquables, et entre autres, un ouvrage fort estimé sur *les Maladies des enfans*. Dire qu'il apporte dans ses leçons toutes les qualités qui brillent dans ses livres, c'est faire de son enseignement un éloge mérité.

Cours de pathologie interne et externe.

Rue Larrey, 8.

M. MERCÉ.

Excellent cours pour *revoir* en peu de temps les matières du troisième examen de fin d'année et du second examen du doctorat.

Cours de diagnostic.
Maladies des poumons et du cœur.

Quai de l'Horloge, 23.

M. LEMAIRE.

M. Lemaire a rempli à l'hôpital de la Charité les fonctions de chef de clinique sous M. Bouillaud. Ce titre dépose en faveur de ses connaissances médicales et surtout de ses connaissances pratiques. Je ne saurais trop engager les élèves à profiter de ce cours, dans lequel ils apprendront en peu de temps à distinguer les maladies les plus importantes à connaître au point de vue du diagnostic.

Cours de percussion et d'auscultation.

Rue Larrey, 8.

M. MAILLOT.

M. Maillot est l'élève de M. Piorry. C'est dire qu'il est initié aux plus minutieux détails du plessimètre et du stéthoscope, instruments précieux qui nous font sentir au bout des doigts et *voir* par l'oreille ce qui se passe au-dedans de nous.

Cours d'anatomie pathologique.

Au musée Dupuytren.

M. HOUEL, CONSERVATEUR DE CE MUSÉE.

La position spéciale de M. Houel à la tête d'un grand musée d'anatomie pathologique, ses travaux, sa réputation, me dispensent de faire l'éloge de son cours, que suivent tous les élèves nationaux et étrangers désireux de s'instruire dans la science des altérations morbides de l'organisme humain.

Cours de médecine opératoire (1).

M. AUZIAS-TURENNE.

Si jamais professeur sut jeter de l'agrément sur un sujet aride, donner de l'attrait aux démonstrations les plus sévères, rendre clairs et intéressants les plus minutieux détails de la science, c'est certainement M. Auzias, dont la parole vive, toujours élégante et spirituelle, fait aimer autant qu'elle fait comprendre la médecine opératoire. M. Auzias est doué d'un esprit original et fécond, qui de bonne heure a marqué ses pas dans la voie du progrès par des découvertes d'une haute portée. Il est l'inventeur de plusieurs procédés nouveaux pour les *ligatures d'artères*, les *désarticulations* et les *résections*. Les élèves trouveront donc en lui un guide expérimenté pour les conduire en bon chemin à travers les écueils de la science des opérations.

M. Auzias fait encore un cours de SYPHILIS EXPÉRIMENTALE et de SYPHILISATION, dans le but de démontrer la découverte qu'il a faite de la transmissibilité de la syphilis de l'homme aux animaux et réciproquement, ainsi que les conséquences auxquelles l'ont conduit ses nombreuses expériences sur ce sujet.

(1) Tous les cours particuliers de médecine opératoire se font dans les amphithéâtres ou dans les pavillons de l'École pratique.

Cours de médecine opératoire.

M. MARTIN-MAGRON.

M. Martin-Magron, dont j'ai précédemment parlé à l'occasion des cours particuliers d'anatomie et de physiologie, a institué ce nouvel enseignement dans le but non-seulement d'initier les élèves aux manœuvres de la médecine opératoire, mais encore de leur enseigner les indications chirurgicales que l'on néglige généralement dans les cours d'opérations. Reconnaître si une opération chirurgicale est nécessaire ou inutile, en quel temps, en quel lieu et suivant quelle méthode elle doit être faite, selon les cas, est un art plus important peut-être au chirurgien que la manœuvre opératoire elle-même. Sous ce point de vue, le cours de M. Martin-Magron est extrêmement utile, et donne aux élèves qui le suivent des préceptes dont plus tard ils sentiront le prix.

Cours de médecine opératoire.

M. DEVILLE.

M. Deville est un de ces jeunes chirurgiens actifs, laborieux, toujours sur la brèche, dont la réputation s'est faite et grandira dans la lutte des concours. Si la hardiesse de ses opinions et l'indépendance de son caractère ont pu lui nuire en certaines circonstances, elles n'empêchent pas les élèves qui ne demandent point à un professeur ce qu'il pense, mais ce qu'il sait, d'accourir en foule à ses savantes démonstrations.

Cours pratique d'opérations.

M. DUMAY.

M. Dumay s'est formé à l'école de M. Robert. Pendant longtemps il a rempli avec distinction le rôle de prévôt de l'habile chirurgien de l'hôpital Beaujon. De prévôt il est passé maître, et s'en acquitte à la satisfaction de tous les élèves qui s'adressent à lui pour manœuvrer sur le cadavre.

Cours sur les maladies des organes urinaires et génitaux.

M. Auguste MERCIER.

M. Aug. Mercier est connu par une foule de travaux originaux qui attestent une étude approfondie de sa spécialité. J'engage donc les élèves à profiter des leçons de cet habile praticien pour apprendre les maladies si peu connues généralement des voies urinaires et des organes génitaux.

Cours d'opérations sur les voies urinaires.

M. CAUDMONT.

MM. Civiale et Leroy d'Etioles ont créé la lithotritie; M. Caudmont en a créé l'enseignement, qu'il a complété en y ajoutant toutes les autres opérations qui se pratiquent sur les voies urinaires. M. Caudmont joint à un esprit clair et méthodique une grande habileté opératoire et une connaissance parfaite de sa spécialité. Les élèves qui voudront s'initier à la pratique de ces opérations délicates ne peuvent choisir un meilleur guide.

Cours d'opérations sur les organes génitaux et urinaires, autoplastie, etc.

M. PHILIPS.

Ce cours est le résumé de la pratique d'un des chirurgiens les plus ingénieux et les plus féconds de notre époque. On y trouvera des idées neuves et originales sur presque tous les sujets d'étude qu'il embrasse.

Cours de petite chirurgie, destiné aux élèves qui doivent faire leur stage dans les hôpitaux ou concourir pour l'externat.

Rue de l'Odéon, 8.

M. ED. LANGLEBERT.

Ce cours a lieu tous les ans au mois d'octobre. Il a pour but d'initier les élèves à la pratique des bandages, des pansements et de toutes les petites opérations qu'ils ont besoin de connaître pour fréquenter les hôpitaux. Il comprend en outre les notions d'anatomie nécessaires pour le concours de l'externat, dont je donnerai plus loin les conditions et le programme.

Cours de bandages, luxations, fractures, appareils.

Rue Hautefeuille, 9.

M. RIBAIL.

Le cours de M. Ribail est fort utile aux élèves et encore plus aux praticiens. Un bandage bien fait, outre ses avantages réels, flatte le client et pose le chirurgien.

HOPITAUX.

CLINIQUES OFFICIELLES ET PARTICULIÈRES.

Nous voici parvenus à la partie la plus importante des études médicales ; au moment où l'élève est appelé à lire dans le grand livre de la nature les souffrances de ses semblables, à puiser la science à sa source première, à observer par lui-même, à vérifier matériellement, au lit du malade, les préceptes de l'art enseignés dans les cours ou fixés dans les livres.

Deux années ont été consacrées à l'étude des sciences accessoires, de l'anatomie et de la physiologie : l'élève a maintenant des connaissances suffisantes pour se livrer avec fruit à la fréquentation des hôpitaux et commencer cette nouvelle série d'études pratiques qu'il devra continuer sans interruption jusqu'au doctorat.

Quelques auteurs ont prétendu que l'enseignement

théorique de la pathologie devait précéder l'enseignement clinique. Je serais volontiers de leur avis si la chose était simplement possible ; mais qui ne voit que l'exiguité du temps consacré aux études médicales d'une part, et de l'autre la difficulté de comprendre des descriptions scientifiques sans avoir observé les faits qui s'y rapportent, s'opposent à cette progression méthodique ? Il faut donc que l'élève étudie simultanément, fasse marcher de front, pour ainsi dire, la théorie et la pratique, qu'il cherche à vérifier l'une par l'autre, à les coordonner de manière à en faire un tout homogène et régulier.

Une autre question fort importante se présente ici : l'élève doit-il commencer ses études cliniques par la pathologie interne ou par la pathologie externe ? Et d'abord, j'ai dit plus haut qu'en réalité la pathologie est une, et que cette distinction n'est bonne qu'au point de vue thérapeutique ; mais comme elle est établie dans les services des hôpitaux, il faut bien que l'élève s'y conforme, et choisisse, entre ces deux divisions de la science, celle qu'il doit aborder la première. La pathologie externe doit avoir, selon moi, la préférence, attendu que les maladies qui, sous cette dénomination, sont groupées dans les salles d'hôpitaux, sont plus apparentes, plus faciles à observer et à étudier que les autres. La première année sera donc consacrée à la clinique chirurgicale ; puis l'élève passera à la pathologie interne, dont il s'occupera l'année suivante. Toutefois il devra, avant la fin de ses études, revenir à la clinique externe, et fréquenter ensuite quelques cliniques spéciales, comme celles des maladies de la peau, des maladies vénériennes, des maladies des enfants, etc. Tel est l'ordre qu'il convient de suivre dans les études de pathologie pratique.

La Faculté de médecine oblige maintenant les élèves à un stage dans les hôpitaux, qui commence à partir de la neuvième inscription, et dont la durée est d'une année. Cette mesure, qui a pour but de les contraindre à un service actif que beaucoup d'entre eux négligeaient, nous paraît fort sage.

Voici d'abord les préceptes que tout élève doit suivre dans ses études cliniques :

I. Étudier d'avance les élémens de petite chirurgie, comprenant l'application des bandages, que l'on n'apprend jamais à l'hôpital, et la pratique des petites opérations, saignées, ventouses, cautérisations, etc.

II. Se munir d'un stéthoscope, de quelques lancettes, d'une trousse complète d'instruments à pansements (1).

III. Prendre la bonne habitude de se lever matin, et par conséquent de se coucher tôt.

(1) Cette trousse ou portefeuille, à deux ou trois pliants, doit renfermer les instruments suivants : 1° deux bistouris; 2° deux paires de ciseaux; 3° une sonde cannelée; 4° une sonde pour homme et pour femme; 5° trois stylets; 6° une spatule; 7° une pince à artères; 8° une pince à pansement; 9° un porte-pierre. Voir pour plus de détails le catalogue de M. Charrière.

IV. Se loger autant que possible dans le voisinage des hôpitaux que l'on veut fréquenter.

V. Se rendre à l'hôpital de manière à y arriver à l'heure habituelle du chef de service.

VI. Suivre autant que possible, de lit en lit, la visite ; écouter attentivement les paroles du chef de service et les réponses des malades, afin de s'habituer à les interroger soi-même.

VII. Vérifier les signes trouvés par le chef de service, en examinant, auscultant et percutant à son tour les malades avec tous les égards dus à l'humanité souffrante. C'est le seul moyen de faire promptement l'éducation médicale de ses sens.

VIII. En questionnant les malades, y mettre de la douceur ; leur montrer une bienveillante sympathie, non-seulement parce que l'humanité en fait un devoir, mais encore parce que c'est le meilleur moyen d'attirer leur confiance et d'en obtenir tous les éclaircissements dont on a besoin pour son instruction.

IX. Parcourir, en interrogeant les malades, tous les appareils de la vie organique et de la vie de relation, en suivant un ordre régulier et toujours le même afin de ne rien oublier. Voir à ce sujet les excellents préceptes donnés par M. Rostan dans le premier volume de son *Traité de Médecine clinique*.

X. Ne jamais prononcer devant le malade des

paroles imprudentes, qui peuvent lui donner de l'inquiétude sur son état, et le jeter par conséquent dans une disposition morale défavorable à la guérison.

XI. Observer plus spécialement les malades dont le chef de service s'occupe dans ses leçons.

XII. Prendre par écrit les observations des maladies les plus intéressantes, en notant : 1° l'âge, le sexe, le tempérament, la profession du malade ; 2° les circonstances et maladies antécédentes ; 3° l'état actuel, le traitement et les diverses phases de la maladie observée jour par jour ; 4° si le malade meurt, les résultats de l'autopsie.

XIII. Étudier le jour même, chez soi, les maladies qu'on a plus particulièrement observées ou qui ont fait le sujet de la leçon de clinique.

XIV. Enfin, rédiger sur un cahier relié, et en suivant l'ordre indiqué précédemment, les principales observations avec les commentaires donnés par le professeur de clinique. Ce cahier sera plus tard un recueil précieux dont le jeune médecin, au début de sa carrière, sentira tout le prix.

Nous allons maintenant passer en revue les divers hôpitaux et hospices civils où sont établies les principales cliniques officielles ou particulières. Ces établissements sont sous la surveillance d'une administration qui se compose :

1° D'un directeur général de l'assistance publique ;

2° D'un conseil général de vingt membres, dont le préfet de la Seine est le président, le préfet de police membre de droit, et les autres nommés pour trois ans.

Le service de santé est confié à des médecins et chirurgiens pris parmi les membres du bureau central d'admission. Chacun d'eux est chef dans son service ; il est secondé par des élèves internes et externes. A chaque service est attaché un élève en pharmacie qui suit la visite, et est chargé de préparer et de distribuer les médicaments prescrits, sous la surveillance et la direction du pharmacien en chef.

Le bureau central d'admission, établi au chef-lieu de l'administration, place du Parvis-Notre-Dame, a pour but de régulariser les entrées dans les divers hôpitaux et hospices. Les malades y sont soigneusement examinés par les médecins et les chirurgiens de service, et dirigés ensuite sur les établissements qui conviennent au traitement de leurs maladies et qui ont des lits disponibles.

Les médecins et les chirurgiens du bureau central, les élèves externes et internes dans les hôpitaux, ainsi que les pharmaciens en chef et les élèves pharmaciens, sont nommés au concours.

Les hôpitaux et hospices civils se divisent en hôpitaux du centre et en hôpitaux dits excentriques.

Les premiers sont l'Hôtel-Dieu, la Pitié, la Charité
et la Clinique de la Faculté ; les seconds sont ceux
de Necker, du Midi, des Enfants Malades, Saint-
Louis, Sainte-Marguerite, Saint-Antoine, Cochin
Beaujon, etc.

HOPITAUX DU CENTRE.

HOTEL-DIEU.

Cet hôpital, situé place du Parvis-Notre-Dame,
est le plus ancien des hôpitaux de Paris. Il fut fondé
vers l'an 660, par saint Landry, évêque de Paris,
sous le règne de Childéric II. Ce n'était dans le principe qu'un établissement peu considérable, destiné
à recueillir et à nourrir des pauvres inscrits sur le
registre matricule de l'église cathédrale, et appelés
pour cette raison *pauvres matriculaires*. Cette origine a été celle de tous les hôpitaux voisins des
cathédrales. Ce ne fut que longtemps après, vers le
milieu du XIIIe siècle, qu'on y admit tous les malades, de quelque sexe, de quelque pays, de quelque
condition, de quelque religion qu'ils fussent ; les
mendiants et les pèlerins y furent également reçus ;
et ainsi cet établissement justifiait sa devise : *Medi-
cus et hospes*. Les libéralités de Philippe-Auguste,
de saint Louis, de Henri IV, ainsi que de plusieurs
particuliers, donnèrent à l'Hôtel-Dieu beaucoup
d'extension. Cependant son ancienne population
fut toujours bien au-dessus de ce que comportait
l'étendue de ses bâtiments et le nombre des lits. On

raconte qu'en 1709 le nombre des malades fut tel
qu'on fut forcé de coucher douze ou quinze malades
dans le même lit ! Cette assertion me paraît cependant quelque peu exagérée, quoi qu'en dise
M. Bouchardat, qui rapporte ce fait.

Voici quelques documents plus authentiques ex-
traits du Rapport fait à l'Académie des sciences par
Bailly, Tenon et Lavoisier, sur l'état de l'Hôtel-Dieu
avant la révolution de 1789.

« Ils ont remarqué que la disposition générale de
l'Hôtel-Dieu, disposition forcée par le défaut d'emplacement, est d'établir beaucoup de lits dans les
salles, et d'y coucher quatre et cinq malades dans un
même lit. Ils ont vu les morts mêlés avec les
vivants ; des salles où les passages sont étroits, où
l'air croupit faute de pouvoir se renouveler, et où la
lumière ne pénètre que faiblement et chargée de
vapeurs humides. Les commissaires ont encore vu
les convalescents mêlés dans les mêmes salles avec
les malades, les mourants et les morts, et forcés de
sortir les jambes nues, été comme hiver, pour respirer l'air extérieur sur le pont Saint-Charles. Ils
ont vu, pour les convalescentes, une salle au troisième
étage, à laquelle on ne peut parvenir qu'en traver-
sant la salle où sont les petites véroles ; la salle des
fous contiguë à celle des malheureux qui ont souf-
fert les plus cruelles opérations, et qui ne peuvent
espérer de repos dans le voisinage de ces insensés,
dont les cris frénétiques se font entendre jour et
nuit ; souvent, dans les mêmes salles, des maladies
contagieuses avec celles qui ne le sont pas, les

femmes attaquées de la petite vérole mêlées avec les fébricitants. La salle des opérations où l'on trépane, où l'on taille, où l'on ampute les membres, contient également et ceux que l'on opère, ceux qui doivent être opérés, et ceux qui le sont déjà. Les opérations s'y font au milieu de la salle même ; on y voit ces préparatifs du supplice, on y entend les cris du supplicié ; celui qui doit l'être le lendemain a devant lui le tableau de ses souffrances futures, et celui qui a passé par cette terrible épreuve, qu'on juge comme il doit être profondément remué par ces cris de douleur, etc., etc. ! »

Tel était l'Hôtel-Dieu dans le bon vieux temps.

Aujourd'hui, grâce aux améliorations successives apportées par le progrès des lumières et par les idées nouvelles, l'Hôtel-Dieu, comme tous les autres hôpitaux, présente aux malades indigents un asile hospitalier où ils trouvent, dans la disposition hygiénique des salles, et dans le dévouement des sœurs de charité et des médecins, les secours et les consolations que réclament leurs maux.

Directeur : M. BLANDET.
Médecins : MM. HONORÉ, LOUIS, CHOMEL, ROSTAN, MARTIN SOLON, GUÉRARD, PIEDAGNEL, HORTELOUP.
Chirurgiens : ROUX, JOBERT DE LAMBALLE, PH. BOYER.
Pharmacien : M. BOUCHARDAT.

Deux cliniques médicales et une clinique chirurgicale, dépendant de l'enseignement de la Faculté de médecine, font partie du service de cet hôpital. Les deux premières ont pour professeurs MM. Chomel et Rostan ; la troisième a pour professeur M. Roux.

M. Jobert de Lamballe y fait également des leçons de clinique chirurgicale, suivies par un nombreux auditoire qu'attire le talent opératoire de ce chirurgien.

Clinique médicale.

M. CHOMEL, PROFESSEUR.

Quelle est la doctrine médicale de M. Chomel ? A quels principes, à quelle école appartient-il ? Est-il vitaliste, organicien, anatomiste ou éclectique ? Je n'en sais rien, et beaucoup d'autres sont dans la même ignorance. M. Chomel est un de ces hommes dont l'esprit positif et froid ne va jamais au delà du témoignage de ses sens ; dont la pensée timide craint sans cesse de s'égarer dans le domaine de la généralisation. Il est avant tout le serviteur du fait particulier. Nous avons dit plus haut ce qu'il faut penser de cette médecine étroite, sans vue et sans portée, qui réduit la science aux proportions d'un plessimètre ou d'un stéthoscope, et pose devant l'esprit la barrière du fait en lui disant : Tu n'iras pas plus loin !

M. Chomel répète souvent et fait imprimer dans les journaux que le *mouvement* n'est pas toujours du *progrès*. Sans doute, le mouvement peut aller en arrière, mais où en serait la science si elle n'avait jamais eu pour adeptes que ces partisans de l'immobilité ?

Clinique médicale.

M. ROSTAN, PROFESSEUR.

M. Rostan est le type du clinicien. Dévoué à la science et surtout aux intérêts de ses élèves, M. Rostan apporte dans l'accomplissement de ses hautes fonctions un zèle et une activité bien dignes d'éloges.

Loin d'imiter ces professeurs qui croiraient déroger en adressant la parole à leurs élèves, M. Rostan les interroge chaque jour au lit du malade, leur fait chercher le diagnostic, les reprend avec douceur s'ils se trompent, les encourage s'ils disent bien. C'est ainsi qu'on se fait aimer et qu'on fait aimer la science.

M. Rostan a soutenu et soutient encore, avec toutes les ressources de son esprit élevé et fécond, la doctrine de l'organicisme, dont voici les principes :

1° Pour le médecin, il n'existe dans l'homme que des organes et des fonctions.

2° Les fonctions ne sont que des organes en exercice; elles ne sont que des effets.

3° Les organes, dans certaines conditions de forme, de volume, de consistance, de couleur, de texture, de composition intime, etc., sont dans l'état normal et exercent des fonctions normales : *c'est l'état de santé*.

4° Les organes, dans d'autres conditions de forme, de volume, de consistance, de couleur, de texture, de composition, etc., sont dans l'état anormal et exercent des fonctions anormales : *c'est l'état de maladie*.

Organes sains, fonctions saines ; organes malades, fonctions malades : *voilà toute la médecine*.

Ce n'est point ici le lieu d'examiner la valeur de ces propositions, dont la conclusion générale ne me semble point absolument rigoureuse. Néanmoins, je ne saurais trop engager les élèves à suivre le cours de ce professeur, qui unit si heureusement à l'étendue du savoir et à l'élévation de la pensée l'urbanité des manières et l'élegance du langage.

Clinique chirurgicale.

M. ROUX, PROFESSEUR.

M. Roux est un des premiers chirurgiens français et par son habileté opératoire et par sa vaste expérience. D'un caractère loyal, franc et généreux, il avoue ses revers avec la même franchise que ses succès. C'est là un bel et noble exemple, que nous proposons à tous les chirurgiens. Signaler les écueils de l'art, n'est-ce pas en éclairer la route et en assurer le progrès? On reproche cependant à M. Roux d'avoir en chirurgie des opinions trop tranchantes.

HOPITAL DE LA PITIÉ.

Cet hôpital, situé rue Copeau, n° 1, entre les rues du Battoir et du Jardin des Plantes, fut fondé en 1612, et reçut son nom de celui de sa chapelle,

placée sous l'invocation de Notre-Dame de Pitié.
En 1657, époque de l'ouverture de l'hôpital général
dit de la Salpêtrière, la Pitié, qui avait d'abord été
destinée à renfermer tous les pauvres, reçut les enfants des mendiants ; les filles occupaient une partie
de la maison, et les garçons une autre partie que
l'on appela *Petite-Pitié*. On y plaça aussi les enfants
trouvés et les orphelins, qui, en 1809, furent transférés à l'hospice du faubourg Saint-Antoine. A cette
époque, l'hôpital de la Pitié devint une annexe de
l'Hôtel-Dieu ; mais on l'érigea bientôt en hôpital
régulier, et aujourd'hui plus de 600 malades y sont
traités à la fois. La situation de cet hôpital au sud et
au voisinage du Jardin des Plantes, ses vastes cons-
tructions, l'étendue de ses cours et de ses prome-
noirs, en font un des plus beaux établissements de
ce genre.

Directeur : M. VINCENT.
Médecins : MM. SERRES, CLÉMENT, GENDRIN, NONAT,
REQUIN.
Chirurgiens : MM. LAUGIER, MICHON.
Pharmacien : M. GUIART.

Deux cliniques, l'une chirurgicale, dépendant de
l'enseignement de la Faculté de médecine, et l'autre médicale, mais libre, appartiennent à cet hôpital. La première a pour professeur M. Laugier; la
seconde est faite par M. Gendrin.

Clinique chirurgicale.

M. LAUGIER, PROFESSEUR.

Bon praticien, d'un esprit sage et d'un caractère bienveillant, M. Laugier fait sa clinique avec soin et donne aux élèves qui la suivent d'excellents préceptes.

Clinique médicale.

M. GENDRIN, PROFESSEUR.

M. Gendrin est un médecin habile, un écrivain distingué, un professeur éloquent.

Il s'occupe principalement à sa clinique des maladies du cœur.

HÔPITAL DE LA CHARITÉ.

Cet hôpital, situé au coin des rues Jacob et des Saints-Pères, fut fondé par Marie de Médicis, au commencement du dix-septième siècle. Elle fit venir d'Italie, pour le diriger, quelques-uns des membres de la congrégation de Saint-Jean-de-Dieu. Elle les plaça d'abord dans la rue appelée aujourd'hui des *Petits-Augustins*, et alors de *Petite-Seine*. Peu d'années après, en 1607, ils furent installés dans le lieu qu'occupe encore cet établissement. Ce n'est qu'après la révolution de 89 que cet hôpital a reçu son organisation actuelle.

Directeur : M. MATOUILLOT.
Médecins : MM. RAYER, ANDRAL, BOUILLAUD, CRUVEILHIER, PIORRY, BRIQUET.
Chirurgiens : MM. VELPEAU, GERDY.
Pharmacien : M. QUEVENNE.

Deux cliniques médicales et une clinique chirurgicale, dépendant de l'enseignement de la Faculté de médecine, font partie du service de cet hôpital. Les cliniques médicales ont pour professeurs MM. Bouillaud et Piorry ; la clinique chirurgicale a pour professeur M. Velpeau. M. Gerdy fait en outre des leçons au lit des malades.

Clinique médicale.

M. BOUILLAUD, PROFESSEUR.

M. Bouillaud est un des professeurs les plus distingués de la Faculté. Instruction première excellente, dignité dans le maintien, parole facile, sagacité comparative portée à un haut degré, tendance habituelle à la généralisation, indépendance de caractère enfin, sont des qualités que personne ne peut lui contester, et qui l'ont placé de bonne heure sur le premier plan.

M. Bouillaud a porté la science du diagnostic à son plus haut degré. Rien n'égale la précision, l'exactitude et l'habileté avec lesquelles il explore une maladie. Mais est-ce à dire pour cela que la pathologie telle qu'il la comprend et l'enseigne doive être mise, comme il le dit, au rang des sciences exactes? Le temps n'est malheureusement pas encore venu où cette prétention puisse être sérieusement soutenue.

Par sa formule *des saignées coup sur coup*, dans le traitement des phlegmasies aiguës, M. Bouillaud a réduit à sa plus simple expression la thérapeutique de ces affections. C'est à la clinique, au lit du malade, qu'il faut suivre et apprécier cette méthode.

Le cours de M. Bouillaud attire chaque année un grand nombre d'élèves.

Clinique médicale.

M. PIORRY, PROFESSEUR.

M. Piorry a inventé le plessimètre et une nomenclature gréco-médicale.

Le plessimètre prouve que M. Piorry sait la médecine sur le bout du doigt.

La nomenclature prouve que la langue harmonieuse d'Homère a fort dégénéré parmi nous. Voici, d'ailleurs, les paroles que, du fond de l'antiquité, la grande ombre de Galien adresse à son auteur, et à tous ceux qui seraient tentés de l'imiter : *Inveniuntur complures etiam eruditionis titulo sese venditantes, qui omnia pervertunt : quippe omnem vitam de nominibus altercando conterunt, adeo ut nunquam possint ad artis finem pervenire..... Non in nominibus, sed in rerum notitia rectum officium versatur.*

Néanmoins, on ne peut se dissimuler que M. Piorry, malgré ses exagérations, n'ait rendu de grands services à la médecine pratique de notre temps. Une instruction étendue et forte, un incontestable dévouement à l'art, sont deux qualités que l'on ne peut sans injustice refuser à M. Piorry. Malheureusement une opinion trop haute de son mérite, et une confiance trop absolue dans ses idées, l'ont jeté dans des excès regrettables, et pour lui-même et pour les progrès de la science. Les élèves suivent avec intérêt cette clinique, où ils puisent de bonnes idées pratiques.

Clinique chirurgicale.

M. VELPEAU, PROFESSEUR.

Voici comment un spirituel écrivain de notre époque, M. Amédée Latour, a peint M. Velpeau. Le portrait est trop exact pour que je veuille y changer un trait :

« M. Velpeau est un professeur aimé, le type de l'exactitude et du zèle, le plus brillant et le plus encourageant exemple de ce que peuvent le travail, le courage et la patience. M. Velpeau apporte dans sa chaire des qualités qui lui sont propres, quelque chose *sui generis* qui ne ressemble à rien d'autre, et que, pour ce motif, on a eu tort de vouloir comparer à d'autres individualités. Ce n'est ni cette gravité dans la mimique froide et fière de Dupuytren, la diction lente, mais si claire et si limpide, de l'illustre chirurgien de l'Hôtel-Dieu, ce diagnostic tantôt si pénétrant et si hardi, tantôt chef-d'œuvre d'induction et de souplesse, n'arrivant à la précision que par les détours calculés, les méandres coquets d'une élimination savante ; ce n'est ni cette facile et surprenante abondance de M. Roux, ni sa rare élégance opératoire, ni cette richesse sans pareille de faits racontés, succès ou revers, avec une bonne foi probe et charmante ; c'est autre chose, et cette autre chose est encore le bien, l'utile, l'instructif.

« M. Velpeau n'a jamais pu s'habituer à exclure

la science de la pratique proprement dite. Ses connaissances profondes de la littérature médicale, son érudition immense et inouïe lui sont autant de ressources, dans un cas actuel et soumis aux élèves, pour juger les faits, les doctrines qui ont eu ou qui ont encore cours dans la science. Une leçon de M. Velpeau est presque toujours une savante leçon d'histoire, une instructive leçon de pathologie, un précieux et utile enseignement clinique. D'aucuns ont beaucoup blâmé cette alliance de l'érudition, de la sicence et de la pratique. Hélas ! ils avaient de trop excellentes raisons pour cela, et leur opposition pourrait rappeler à M. Velpeau, qui ne dédaigne pas le mot pour rire, la célèbre et spirituelle réponse de Rossini à cet amphitryon qui, ne lui servant pas de truffes, s'excusait sur leur cherté. Bah ! répondit l'illustre maestro, ce sont les dindons qui font courir ce bruit. M. Velpeau improvise avec netteté, avec méthode ; sa diction n'est pas de la plus fine fleur académique ; mais l'abandon, le sans façon, la familiarité même qui y règnent, ne sont pas sans charmes. Accessible aux élèves et bon pour eux, M. Velpeau est un des professeurs les plus suivis de la Faculté de Paris ; il professe tous les jours et toute l'année. »

Clinique chirurgicale.

M. GERDY, PROFESSEUR.

M. Gerdy fait, comme nous l'avons vu, le cours de pathologie externe à la Faculté. Les élèves doivent donc lui savoir gré des leçons qu'il veut bien faire encore à la Charité, leçons d'autant plus précieuses qu'elles ont lieu au lit du malade, où souvent M. Gerdy, à l'exemple de M. Rostan, se plaît à les interroger. Je conseille principalement cette clinique à tous ceux qui commencent.

HÔPITAL CLINIQUE DE LA FACULTÉ.

Cet hôpital, situé place de l'École-de-Médecine, n'existe que depuis 1802. Il fut établi sur l'emplacement d'une partie du cloître de la maison des Cordeliers, dont il reste encore quelques vestiges assez bien conservés ; entre autres, le réfectoire occupé par le musée Dupuytren et les amphithéâtres de l'école pratique. Les pavillons de dissection ont été élevés sur les jardins de ce monastère. Les Cordeliers possédaient une église bâtie d'abord par saint Louis, et reconstruite avec magnificence par Henri III, après un incendie qui l'avait détruite en 1580. Cette église, l'une des plus vastes de Paris, a été démolie, et le lieu qu'elle occupait forme aujourd'hui une partie de la place de l'École-de-Médecine.

On reçoit dans cet hôpital les femmes enceintes prêtes à accoucher, et les hommes atteints de maladies chirurgicales.

Directeur : M. RICHER.
Chirurgien : M. NÉLATON.
Chirurgien accoucheur : M. PAUL DUBOIS.
Pharmacien : M. REGNAULT.

Deux cliniques dépendant de l'enseignement de la

Faculté de médecine sont établies dans cet hôpital. L'une, chirurgicale, a pour professeur M. Nélaton ; l'autre, pour les accouchements, les maladies des femmes et des enfants, est dirigée par M. Paul Dubois.

Une sage-femme en chef, madame Caillé, est attachée au service de l'établissement.

M. Nélaton est depuis trop peu de temps à l'École pour que nous puissions apprécier le mérite de son enseignement.

Quant à la clinique de M. P. Dubois, je ne m'en occuperai qu'au chapitre où je traiterai les matières du cinquième examen.

HOPITAUX EXCENTRIQUES.

HOPITAL SAINT-ANTOINE.

Cet hôpital, situé rue du Faubourg Saint-Antoine, a été établi par un décret de la Convention nationale du 17 janvier 1795, dans les bâtiments de l'ancienne abbaye Saint-Antoine-des-Champs. Cette abbaye, fondée en 1198 par Foulques de Neuilly, le plus célèbre prédicateur de son temps, fut supprimée en 1790. C'est elle qui donna son nom à la rue qui y y conduisait et au faubourg dans lequel elle était située.

Directeur : M. PAILLARD.
Médecins : MM. GRISOLLE, BARTH, MONNERET.
Chirurgien : M. CHASSAIGNAC.
Pharmacien : M. FORDOS.

HOPITAL SAINTE-MARGUERITE.

(Hôtel-Dieu annexe).

Cette annexe a été établie rue du Faubourg Saint-Antoine, pour recevoir les malades et les blessés qui ne pouvaient plus être reçus à l'Hôtel-Dieu, par suite de la démolition d'une partie des bâtiments de cet hôpital.

Directeur : M. PAUPERT.
Médecins : MM . TESSIER, MAROTTE, N. GUENEAU DE MUSSY.
Chirurgien : M. R. MARJOLIN.
Pharmacien : M. GRASSI.

HOPITAL COCHIN.

Cet hôpital, situé rue du Faubourg Saint-Jacques, à l'extrémité méridionale de Paris, porte le nom de son fondateur, M. Cochin, qui fut longtemps curé de la paroisse Saint-Jacques-du-Haut-Pas. On le désignait d'abord par le nom du quartier où il était établi, mais le conseil des hospices lui a donné le nom de son vénérable fondateur.

Directeur : M. CLÉMENT.
Médecin : M. BEAU.
Chirurgien : M. MAISONNEUVE.

HOPITAL NECKER.

La maison de la rue de Sèvres qui forme aujourd'hui cet hôpital, était autrefois occupée par les Bénédictines. En 1779, Louis XVI ayant accordé une rente annuelle de 42,000 francs pour établir un hôpital de 120 lits, madame Necker en prit la direction. Elle loua le couvent supprimé de ces religieuses pour y fonder cette œuvre de la bienfaisance royale. La maison porta d'abord le nom d'hospice des paroisses de Saint-Sulpice et du Gros-Caillou. Pendant la révolution, elle reçut le nom d'hospice de l'Ouest. Aujourd'hui cet hôpital porte avec justice le nom de celle qui, par son dévouement et sa charité, doit en être regardée comme la véritable fondatrice.

Directeur : M. Laboureau.

Médecins : MM. Bricheteau, Hervez de Chegoin, Nat. Guillot.

Chirurgiens : M. Lenoir, et M. Civiale pour les opérations de lithotritie.

J'engage les élèves à visiter le service de M. Civiale pour y étudier la lithotritie et le cathétérisme.

HÔPITAL BEAUJON.

Cet établissement, situé rue du Faubourg du Roule, fut fondé quelques années avant la révolution, en 1784 ; il était d'abord destiné aux orphelins de la paroisse du Roule. Par un décret de l'Assemblée nationale, en date du 17 janvier 1795, il fut détourné de sa première destination, et devint un hospice de malades.

Directeur : M. Hanosset.

Médecins : MM. Bouvier, Legroux, Sandras, Valleix.

Chirurgiens : MM. Robert, Huguier.

Pharmacien : M. Chatin.

M. Sandras fait tous les jeudis des leçons cliniques sur les maladies nerveuses et les maladies chroniques.

HOPITAL DE BON-SECOURS.

Cet hôpital est situé rue de Charonne, et destiné à recevoir tous les malades que fournit la population laborieuse de ce quartier.

Directeur : M. Colin.

Médecins : MM. Behier, Vernois, Bouley.

Chirurgien : M. Richet.

Pharmacien : M. Berthet.

HOPITAL SAINT-LOUIS.

Cet établissement, situé rue des Récollets, dans le faubourg du Temple, fut fondé en 1607 par Henri IV, pour y recevoir les individus atteints de maladies contagieuses qui, avant cette époque, étaient placés à l'Hôtel-Dieu. C'est un des plus beaux, des plus vastes et des mieux appropriés à sa destination. Il est consacré au traitement des maladies de la peau et à certaines affections chroniques, telles que les scrofules, les rhumatismes. On y admet également les maladies syphilitiques; il y a de plus un vaste service de chirurgie où sont reçus tous les blessés qui abondent dans ce quartier populeux.

Directeur : M. Partout.

Médecins : MM. Cazenave, Devergie, Bazin, Gibert, Hardy.

Chirurgiens : MM. Malgaigne, Denonvilliers.

Pharmacien : M. Foy.

Quatre cliniques particulières sont établies dans cet hôpital; trois ont pour objet les maladies de la peau, et sont dirigées par MM. Gibert, Devergie et Cazenave. La quatrième est chirurgicale, et est dirigée par M. Malgaigne. Les leçons, comme sait les faire ce chirurgien, ont lieu tous les vendredis.

HÔPITAL DU MIDI.

Situé dans le faubourg Saint-Jacques, cet hôpital, dont les bâtiments étaient occupés autrefois par des Capucins, fut d'abord destiné, en 1781, à recevoir des nourrices et des enfants atteints de syphilis en naissant. Ce ne fut qu'en 1792 qu'on y admit tous les individus, hommes et femmes, atteints de maladies syphilitiques. Depuis quelques années seulement, les femmes en sont exclues et reléguées à l'hôpital de l'Oursine. Aujourd'hui les malades y sont traités avec assez d'humanité, mais il n'en a pas toujours été ainsi. Peut être mes lecteurs me sauront-ils gré de leur donner ici un petit aperçu historique des traitements que subissaient les vérolés dans les siècles d'ignorance et de barbarie qui ont précédé le nôtre.

A l'époque (1) où la syphilis parut en Europe, vers 1493, dans l'ignorance où on était du véritable mode de transmission de la maladie, et dans la pensée qu'elle pouvait se contracter à distance, soit en parlant, soit en mangeant avec les personnes infectées, on publia contre les vérolés des ordonnances dont la sévérité extrême leur fit manquer le but qu'elles se proposaient d'atteindre : on trouve dans les registres du parlement de Paris un arrêt du 6 mars 1497 qui défend aux vérolés, sous peine capitale (la peine de la hart), tout commerce avec les personnes saines, enjoint aux étrangers de sortir de la ville dans les vingt-quatre heures, et aux Parisiens de se retirer au bourg de Saint-Germain-des-Prés, pour être enfermés dans une prison où les attendaient des châtiments corporels.

Une ordonnance semblable fut promulguée le 22 août 1512 par arrêt du Parlement. On y trouve « qu'on louerait une maison pour loger les vérolés, et que le loyer serait pris sur les deniers provenus des amendes. »

Ces ordonnances furent souvent renouvelées, non-seulement à Paris, mais encore dans les principales villes de France, où la maladie sévissait également. Mais l'expérience apprenant avec le temps quel était le véritable mode de transmission de la maladie vénérienne, on se relâcha peu à peu de la sévérité des premiers édits, et enfin il fut permis aux malades

____

(1) Cette digression historique est extraite d'un ouvrage manuscrit sur les maladies vénériennes que je me propose de publier,

de demeurer où ils voudraient et de se faire traiter selon leur fantaisie. Toutefois, des hôpitaux furent ouverts pour y recevoir les pauvres. C'est ainsi qu'à Paris on leur consacra successivement l'hôpital de la Trinité, dans la rue Saint-Denis, en 1536; l'hôpital de Saint-Eustache, sur la paroisse du même nom, en 1537; l'hôpital de Saint-Nicolas, en 1541; l'hôpital de l'Oursine, en 1559; Bicêtre, la Salpêtrière, enfin l'hôpital du Midi.

Mais cette hospitalité leur était chèrement vendue, ainsi que le prouve la manière horrible dont ils étaient traités dans ces asiles : la moitié des malades se couchaient quatre par lit, depuis huit heures du soir jusqu'à une heure après minuit, et les autres depuis une heure jusqu'à sept heures du matin ; les soupentes où on les entassait n'avaient quelquefois que sept pieds de haut, et les fenêtres, clouées et même murées, ne s'ouvraient jamais pour renouveler l'air ; enfin, les malades attendaient pendant six mois, neuf mois, et quelquefois un an, avant d'être soignés ; et, à une époque où le roi et toute la cour se livraient à la débauche la plus effrénée, les indigents qui souffraient par suite de vices analogues ne pouvaient, d'après les ordres exprès de l'administration, être reçus dans ces lieux de souffrance sans être fustigés avant et après leur traitement.

Sous le règne de Louis XVI, cet état de choses commença à se modifier; mais les améliorations, d'abord très-lentes, ne se firent réellement qu'à la fin du dernier siècle, quand la philosophie secoua la poussière du moyen âge. Aujourd'hui, je le répète, les malades sont traités avec assez d'humanité; cependant, il serait à désirer que l'administration surveillât plus attentivement le service, et exigeât de la part des infirmiers et autres gens qu'elle emploie plus de douceur envers les malades. Espérons qu'avec le progrès des lumières disparaîtront encore ces derniers vestiges des préjugés d'un autre âge.

Directeur : M. LOEILLARD D'AVRIGNY.
Médecins : M. PUCHE.
Chirurgien : MM. RICORD, VIDAL (DE CASSIS).
Pharmacien : M. PERSONNE.

Une seule clinique particulière se fait à l'hôpital du Midi ; c'est celle de M. Ricord. Les autres médecins et chirurgiens se bornent à quelques démonstrations orales au lit des malades.

Cliniques des maladies vénériennes.

M. RICORD, PROFESSEUR.

A l'époque où M. Ricord commença sa carrière, la syphilis, sous l'empire des idées de Broussais, avait été méconnue, oubliée. Malgré des expériences tristement célèbres, le virus syphilitique avait été nié, des livres avaient été composés pour prouver que la vérole n'existait pas !

Cependant, cette révolution médicale touchait à sa fin ; la réaction se montrait de toutes parts contre la doctrine physiologique, et le moment était favorable pour remettre en lumière la vérité longtemps obscurcie.

M. Ricord, loin de suivre le courant qui, faisant table rase du passé, entraînait la génération médicale de cette époque, avait beaucoup étudié les anciens ; il s'était, pour ainsi dire, identifié avec eux, et bientôt, dans son enseignement, il fit revivre et défendit avec talent les doctrines oubliées de Jean de Vigo, de Hunter et de Benjamin Bell.

Le premier lui avait appris que le point de départ de la syphilis constitutionnelle est le chancre induré ; Hunter lui avait montré la division naturelle des accidents vénériens en locaux et en généraux ; Benjamin Bell enfin lui avait tracé la séparation absolue de la blennorrhagie et du chancre.

Ces trois grands principes formèrent la base de l'enseignement de l'hôpital du Midi. Si M. Ricord ne les a point inventés, il a au moins le mérite incontestable d'avoir su les réunir en un corps de doctrine, pour les transmettre, dans toute leur vérité, aux auditeurs de ses leçons toujours savantes et quelquefois spirituelles. Ce fait seul suffit pour répondre au reproche immérité qui a été fait à M. Ricord de se livrer à des excès d'imagination.

Chacun a sa mission dans la carrière scientifique. A côté de ces hardis pionniers, éclaireurs du progrès, qui cherchent les idées nouvelles, il y a les fidèles serviteurs du passé, les dépositaires et les propagateurs de la science acquise. Si la tâche de ces derniers est moins éclatante, elle n'est pas moins utile à l'humanité, et l'on doit des éloges aux hommes qui, comme M. Ricord, la remplissent avec dévouement.

Ce dévouement d'ailleurs a reçu sa récompense. L'Académie de médecine a admis M. Ricord dans son sein. Nous avons vu, dans cette nomination, une justice éclatante rendue à son mérite, en même temps qu'un hommage au génie des grands hommes dont il s'est fait le laborieux interprète.

M. Ricord, cependant, disons-le pour être juste, à l'exemple des hommes qui, comme lui, ne jurent que sur la foi de leurs maîtres, a le tort de faire constamment obstacle aux idées nouvelles et de poser son influence et son nom comme une barrière sur la voie du progrès. La vérité, il est vrai, renverse la barrière et passe ; mais sa marche a été inutilement retardée. En voici un récent exemple : Hunter a écrit que la syphilis n'est pas transmissible de l'homme aux animaux ; M. Ricord répète que la syphilis ne peut se transmettre de l'homme aux animaux. Des expériences sont faites qui prouvent le contraire..... Qu'importe ! Hunter l'a dit, et M. Ricord luttera cinq ans avant d'admettre une évidence qui détruit l'assertion du maître !

HOPITAL DE L'OURSINE.

Cet hôpital situé dans la rue de ce nom, au faubourg Saint-Marcel, fut d'abord fondé par Louis XI. Mais il devint bientôt propriété particulière, et ce n'est qu'en 1559 qu'il fut rendu à sa première destination pour recevoir les nombreux malades atteints par la vérole. Cet établissement occupait alors l'emplacement sur lequel est aujourd'hui l'École de pharmacie. Un épicier de Paris, Nicolas Houel, qui avait ouvert, dans la maison des Enfants-Rouges, une école où les orphelins apprenaient à préparer les médicaments pour les administrer aux pauvres honteux, transféra, en 1579, son établissement dans l'hôpital de l'Oursine, et lui donna le nom d'hôpital de la Charité chrétienne. Nicolas Houel fit reconstruire les bâtiments, et établit là le premier jardin botanique qui ait existé en France. Après sa mort, cet hôpital changea plusieurs fois de destination. Henri IV y plaça, en 1596, les militaires de tout grade blessés à son service; et plus tard, sous Louis XIII, lorsque ces invalides eurent été transférés à Bicêtre, la maison fut occupée successivement par diverses communautés. A sa place est aujourd'hui l'École de pharmacie et son jardin botanique. Ce n'est qu'en 1828 que l'hôpital de l'Oursine a été de nouveau installé par M. de Belleyme dans les bâtiments qu'il occupe aujourd'hui, non loin de son ancienne position. Il devait d'abord servir de maison de refuge, mais il a été depuis destiné aux femmes atteintes de maladies syphilitiques.

Directeur : M. Lapaume.
Médecin : M. Barthez de Marmorières.
Chirurgiens : MM. Cullerier, Gosselin.
Pharmacien : M. Réveil.

Il est à regretter que l'administration des hôpitaux

interdise aux élèves l'entrée de cet établissement, qui est le seul où ils puissent étudier les maladies syphilitiques chez la femme. Dans cet état de choses, nous demandons si la Faculté ne pourrait pas obtenir que dans un des hôpitaux du centre un service de quelques lits, destinés à recevoir des femmes atteintes de maladies syphilitiques, fût établi, afin que les élèves pussent compléter, sous ce rapport, leur instruction médicale. Nous appelons sur cette question toute l'attention de M. le doyen de la Faculté, qui comprendra comme nous, je l'espère, ce qu'a de fâcheux cette espèce d'interdit jeté par l'administration, au détriment de la science et des élèves, sur une branche si importante des études médicales.

HÔPITAL DES ENFANTS MALADES.

Cet hôpital, situé rue de Sèvres, a été créé en 1802. On y admet les enfants malades des deux sexes, âgés de 2 à 15 ans et attaqués de maladies aiguës, chroniques et chirurgicales.

Directeur : M. DE CHAUMONT.
Médecins : MM. BLACHE, TROUSSEAU, BOUNEAU.
Chirurgien : M. P. GUERSANT.
Pharmacien : M. LUTZ.

Clinique des maladies des enfants nouveau-nés.

M. TROUSSEAU, PROFESSEUR.

Observateur ingénieux, thérapeutiste habile et

professeur éloquent, M. Trousseau attire les élèves partout où il prend parole, dans l'amphithéâtre de l'École comme dans son hôpital.

On reproche à M. Trousseau de pousser le scepticisme en médecine un peu trop loin, et de se passionner trop vite et trop légèrement pour les nouveautés en thérapeutique. Il y a contradiction dans ces deux termes du reproche, mais l'esprit humain nous offre plus d'un exemple de ce genre. La science et les élèves sauront gré néanmoins à M. Trousseau des efforts qu'il fait pour éclairer le diagnostic et le traitement des maladies si souvent obscures des nouveau-nés. Ce cours doit être suivi.

M. P. Guersant fait tous les jeudis des conférences sur les maladies chirurgicales des enfants, qu'il est utile de suivre. M. Guersant n'est pas éloquent ; mais c'est un chirurgien actif, laborieux, d'un esprit droit et logique.

HOSPICE DE LA VIEILLESSE (FEMMES).

(DIT DE LA SALPÊTRIÈRE.)

Cet hospice, désigné autrefois sous le nom d'*Hôpital général*, fut fondé en 1656, rue Poliveau et boulevard de l'Hôpital, au faubourg Saint-Marcel, dans un lieu où l'on fabriquait du salpêtre. Il servit alors de retraite aux pauvres et aux mendiants qui encombraient la capitale. Les bâtiments immenses qui le composent, avec les dépendances, cours et jardins, occupent plus de 200,000 mètres carrés de superficie ; ils ont été construits, ainsi que l'église surmontée d'un dôme octogone, par l'architecte Libéral Bruant. En 1662, la misère étant excessive, la Salpêtrière compta dans son sein de neuf à dix mille pauvres. Aujourd'hui le nombre de ses lits est de cinq mille.

Cet établissement a une double destination : 1° pour les femmes indigentes âgées de 70 ans, et pour les femmes atteintes d'affections cancéreuses ou de cécité complète ; 2° pour les femmes indigentes aliénées, idiotes, épileptiques ou hystériques, ce qui constitue, pour ainsi dire, deux hospices dans la maison, ayant chacun son règlement et son service médical à part.

Directeur : M. BASSE.

Le service de santé est ainsi réparti :

1° Infirmerie des femmes indigentes. *Médecins:* MM. GILLETTE, MOISSENET. *Chirurgien :* M. MANEC. *Pharmacien :* M. FERMOND ;

2° Section des aliénés. *Médecins:* MM. FALRET, MITIVIÉ, LÉLUT, TRÉLAT, BAILLARGER.

MM. Falret et Baillarger font tous les ans un *cours clinique des maladies mentales.*

MAISON D'ACCOUCHEMENTS.

Cette maison, située rue de Port-Royal, est destinée aux femmes enceintes ; on y reçoit celles qui ont atteint leur huitième mois de grossesse, ou qui, sans l'avoir atteint, sont en péril imminent d'accoucher.

Cet hospice est vaste et bien aéré; néanmoins il est ravagé périodiquement par des péritonites puerpérales meurtrières. Aucune personne étrangère au service n'y est admise.

Directeur : M. Ménager.
Médecins : MM. Moreau, Gérardin.
Chirurgiens : MM. Paul Dubois, Danyau.
Sage-femme en chef : Madame Charrier.
Pharmacien : M. Baudry.

HOSPICE DES ENFANTS TROUVÉS.

Cet établissement, fondé par saint Vincent-de-Paul, était, avant la révolution, situé dans le voisinage de Notre-Dame. A cette époque, il fut transféré dans un lieu plus salubre, à l'extrémité de la rue d'Enfer, où on lui assigna un très-beau et très-vaste local.

Directeur : M. Gouroussau.
Médecin : M. Roger.
Médecin orthopédiste : M. Bouvier.
Chirurgien : M. Morel Lavallée.

HOSPICE DE BICÊTRE.

Bicêtre, situé à 2 kilomètres de la barrière d'Italie, fut bâti, vers l'an 1204, par un évêque nommé Jean, sur l'emplacement d'une propriété dite la Grangeaux-Gueux. Philippe le Bel confisqua ce château, en l'année 1294, et Charles VI l'occupa à différentes époques. Le duc de Berri, qui en devint possesseur, le fit embellir, et en 1416 il le donna avec toutes ses dépendances au chapitre de Notre-Dame. Louis XIII, qui l'avait acquis en 1632, y fit bâtir deux ans plus tard de nouveaux bâtiments pour y loger des officiers et soldats invalides et érigea l'établissement en commanderie de Saint-Louis. Après la construction des Invalides, par ordre de Louis XIV, cette maison devint une succursale de la Salpétrière, et reçut des pauvres sans distinction de sexe, d'âge, ni d'infirmités.

Depuis la révolution, de grands changements ont été opérés dans cet établissement. En 1837, sa prison, où l'on ferrait autrefois les forçats avant de les diriger sur les bagnes, a été supprimée et transportée dans la rue de la Roquette. Aujourd'hui, les vieillards pauvres, âgés de 70 ans, les infirmes, les incurables et les aliénés, y sont seuls admis. Le service est partagé en deux divisions si bien séparées, que l'on peut les considérer comme deux établissements à part.

Directeur : M. HERBET.

1e division : vieillards indigents, infirmes et incurables.

Médecin : M. J. PELLETAN DE KINKELIN.

Chirurgien : M. DESPRÉS.

2e division : aliénés.

Médecins : MM. F. VOISIN, MOREAU (de Tours), DE LASIAUVE.

Pharmacien : M. POTIER.

MAISON NATIONALE DE SANTÉ.

Cette maison, située rue du Faubourg St-Denis, fut établie en 1802, par l'administration des hospices, en faveur des personnes malades qui, sans être dénuées de ressources, ne sont pas assez riches pour se faire traiter dans leur domicile ; elle porta longtemps le nom d'Hospice Dubois, parce que l'illustre Dubois fut pendant longues années à la tête du service chirurgical. On y reçoit les personnes malades qui peuvent payer un prix de journée variant de 2 fr. 50 à 6 fr., suivant qu'elles sont placées dans les salles communes ou dans un appartement particulier.

Médecins : MM. C. DUMÉRIL, VIGLA.
Chirurgien : M. MONOD.
Pharmacien : M. DUCOM.

Indépendamment des grands hôpitaux dont nous venons de parler, l'administration a encore sous sa direction plusieurs établissements de moindre importance, savoir :

Incurables. Hommes. — *Médecin :* M. DUPLAY.
Incurables. Femmes. — *Médecin :* M. LÉGER.
Ménages. — *Médecin :* M. LABRIE.
Sainte-Périne. — *Médecin :* M. CAZALIS.

La Rochefoucauld. — *Médecin* : M. Pidoux.

Direction des nourrices. — *Médecin* : M. Baron.

Traitement de la teigne (Surveillance du). — *Médecin* : M. Tardieu.

La Reconnaissance. — *Médecin* : M. Caillard.

Hospice de Villas. — *Médecin* : M. Léger.

N. B. Le même médecin fait le service des incurables femmes, et de l'hospice de Villas.

Le service de l'hospice St-Michel est fait par un médecin de St-Mandé.

DISPENSAIRES PARTICULIERS.

Dispensaire et clinique ophthalmologiques de **M. Sichel**, rue Antoine-Dubois, ancienne rue de l'Observance, n° 6.

M. Sichel est le plus célèbre ophthalmologiste de notre époque. Dévoué à la science et à l'humanité, observateur habile et consciencieux, opérateur consommé, homme d'érudition, M. Sichel mérite le succès qu'il obtient et la réputation dont il jouit. Un concours immense de malades et d'élèves se porte chaque jour à ses savantes consultations.

Dispensaire et clinique ophthalmologiques de **M. Desmarres**, rue Christine, n° 9.

M. Desmarres marche avec succès dans la voie ouverte par son ancien maître, M. Sichel. Beaucoup de malades et beaucoup d'élèves fréquentent aussi sa clinique. Les premiers y trouvent les secours d'une habile thérapeutique ; les seconds y puisent une bonne et une forte instruction. M. Desmarres exerce individuellement ses élèves au diagnostic, les interroge en présence des malades sur les diverses parties de l'ophthalmologie et discute devant eux les indications thérapeutiques. C'est ainsi qu'il les familiarise en peu de temps avec cette branche importante de l'art médical, et justifie l'empressement que ceux-ci mettent à suivre ses leçons.

Deux autres dispensaires, consacrés à la même spécialité, rivalisent avec les précédents. Ce sont ceux de M. BLANCHET, pour le traitement des maladies des yeux et des oreilles, rue Larrey, ancienne rue du Paon, n° 8, et de M. COURSSERANT. Le talent qui distingue ces jeunes praticiens nous rassure pour l'avenir de l'ophthalmologie française.

Nous demandons pourquoi l'oculistique n'est pas représentée d'une manière spéciale dans les hôpitaux de Paris comme le sont les maladies syphilitiques, les maladies de la peau, les maladies mentales, etc. N'est-ce pas une branche de l'art tout aussi importante que les autres, et qui exige, plus que celles-ci peut-être, des connaissances et des études particulières ? D'où vient donc cet oubli ?

Dispensaire et clinique des maladies de la peau dirigés par **M. Duchesne-Duparc,** rue Larrey, n° 8.

M. Duchesne-Duparc est l'élève d'Alibert. Le cours qu'il fait à son dispensaire et les ouvrages qu'il publie prouvent qu'il a su mettre à profit les leçons de son illustre maître.

Dispensaire pour le traitement des maladies syphilitiques dirigé par le docteur **Clerc,** rue Pavée-Saint-André, n° 13.

Leçons cliniques tous les jours à 10 1/2 heures du matin ; conférences théoriques les mardis et samedis, à 4 1/2 heures.

Dispensaire et clinique du docteur **Ed. Langlebert,** pour l'étude et le traitement des maladies syphilitiques, rue Larrey, ancienne rue du Paon, n° 8.

Les malades sont admis les lundis, mercredis et vendredis, de midi à 1 heure. Leçons cliniques sur les malades et cours théorique embrassant l'étude complète des maladies vénériennes.

BIBLIOGRAPHIE.

Le nombre des livres écrits sur la pathologie est immense. Je me bornerai à indiquer seulement les livres classiques que les élèves doivent lire ou consulter.

PATHOLOGIE ET ANATOMIE GÉNÉRALES.

Chomel. — Éléments de pathologie générale, 3e édit. Paris, 1841 ; in-8.

Composés sur le plan du livre de Gaubius, *Insti-*

tutiones Pathologiæ generalis, ces *Éléments* n'ont pas fait oublier l'œuvre du Professeur de Leyde. Quoi qu'il en soit, j'indique ce livre, parce que son auteur est quelquefois examinateur. C'est le principal mérite qui, selon moi, le recommande aux étudiants; mais il suffit.

Dubois (d'Amiens). — Traité de pathologie générale. Paris, 1839. 2 vol. in-8.

Vous trouverez dans ce livre des idées élevées, philosophiques; une conception large et féconde de la science des maladies, une discussion toujours logique et rigoureuse des faits. C'est un des meilleurs traités de ce genre.

Lebert. — Physiologie pathologique, ou Recherches cliniques, expérimentales et microscopiques sur l'inflammation, la tuberculisation, les tumeurs, la formation du cal, etc. Paris, 1845. 2 vol. in-8, avec atlas de 22 pl.

Ouvrage remarquable entre tous par l'exactitude des descriptions et par les aperçus ingénieux tirés d'une observation minutieuse et toujours exacte des désordres organiques.

Cruveilhier. — Traité d'anatomie pathologique générale. Paris, 1849-1852. Tomes I et II, in-8.—Le tome III⁰ et dernier est annoncé pour paraître en 1852.

Exposition complète du cours d'anatomie pathologique que l'auteur fait à la Faculté de médecine de Paris. Cet ouvrage que les élèves ne peuvent se dispenser de lire, et dans lequel M. Cruveilhier rapporte les faits intéressants soumis à son observation, dans

sa longue carrière, est divisé en 17 classes, savoir :
1° solutions de continuité; 2° adhésions ; 3° luxations; 4° invaginations; 5° hernies; 6° déviations;
7° corps étrangers; 8° rétrécissements et oblitérations; 9° dilatations; 10° hypertrophies et atrophies;
11° métamorphoses et productions organiques analogues; 12° hydropisies et flux; 13° hémorrhagies;
14° gangrène; 15° lésions phlegmasiques; 16° lésions strumeuses ; 17° lésions carcinomateuses.

Piorry. — Traité de diagnostic et de séméiologie. Paris, 1840. 3 vol. in-8.

Science pratique. Bon à consulter.

PATHOLOGIE INTERNE.

Valleix. — Guide du médecin praticien, ou Résumé général de pathologie interne et de thérapeutique appliquées, 2e édition augmentée. Paris, 1850-1851. 5 vol. in-8.

Livre de premier ordre. L'empressement que les élèves mettent à se le procurer indique un progrès et prouve que le temps des manuels est passé. Cet ouvrage présente une description complète des symptômes, ainsi que des indications propres à diriger le médecin dans le traitement des maladies. Dans ce but, l'auteur expose non-seulement le diagnostic en détail, mais encore il le résume dans des tableaux synoptiques qui permettent de saisir d'un coup d'œil les différences les plus caractéristiques des diverses affections. Puis, arrivant au traitement, il l'étudie chez les anciens et les modernes , appréciant la valeur de chaque médication , citant les principales formules, exposant les procédés opératoires, donnant des ordonnances suivant les cas ; en un mot, alliant la thérapeutique à la pathologie, de manière à les éclairer l'une par l'autre.

Ce livre est donc le plus complet qui existe actuellement dans la science. C'est un ouvrage à la fois destiné à l'étude et à la pratique, non-seulement nécessaire à l'élève qui s'instruit, mais indispensable au médecin qui exerce.

Bouillaud. — Traité de nosographie médicale. Paris, 1846. 5 vol. in-8.

L'apparition de ce livre, longtemps attendu, n'a pas produit dans le monde médical la sensation que son mérite intrinsèque et le nom de son auteur devaient y exciter. M. Bouillaud l'a publié trop tard.

Grisolle. — Traité élémentaire et pratique de pathologie interne, 4ᵉ édit. Paris, 1850. 2 vol. in-8.

Les élèves achètent cet ouvrage pour préparer leur second examen. C'est la médecine de M. Chomel, à qui le livre est dédié.

Piorry. — Traité de médecine pratique et de pathologie iatrique et médicale. Paris, 1841-1850. 8 vol. in-8, et 1 vol. contenant l'*Atlas de plessimétrie*.

Les élucubrations néologiques dont M. Piorry a rempli sa *Pathologie iatrique* sont peu propres assurément à faire ressortir ce qu'elle contient de bon.

Requin. — Éléments de pathologie médicale. Paris, 1845-1852, Tomes I, II, III, in-8. — Il reste le tome IV à publier.

M. Requin est maintenant professeur de pathologie interne, et par conséquent examinateur. Les élèves feront donc bien de se mettre au courant des opinions qu'il a émises dans cet ouvrage.

Barth et **Roger**. — Traité pratique d'auscultation, suivi d'un précis de percussion, 3e édition. 1850; in-18.

Un chef-d'œuvre de clarté, d'élégance et de précision.

Tardieu. — Manuel de pathologie interne. Paris, 1848. 1 vol. in-8.

Bon pour *revoir* les matières quelques jours avant l'examen.

PATHOLOGIE EXTERNE.

Vidal. — Traité de pathologie externe et de médecine opératoire, avec des résumés d'anatomie des tissus et des régions, 3e édition augmentée. Paris, 1851. 5 forts vol. in-8, avec 575 figures intercalées dans le texte.

Livre aujourd'hui classique, entre les mains de tous les élèves.

Grâce aux modifications apportées à chacune des éditions nouvelles, cet ouvrage présente toujours le tableau le plus complet de l'état actuel de la chirurgie. Les résumés d'anatomie que contient cette troisième édition sont extrêmement utiles pour la préparation aux concours de l'externat et de l'internat.

Une multitude de figures, disséminées dans le texte, ajoutent encore à la clarté des descriptions écrites dans un style précis et élégant.

Ce traité est, pour la pathologie externe, le *pendant* de Valleix pour la pathologie interne. Ces deux ouvrages réunis forment l'encyclopédie la plus complète aujourd'hui de la science des maladies.

Boyer. — Traité des maladies chirurgicales et des opérations qui leur conviennent. 5ᵉ édition, annotée par Philippe Boyer. Paris, 1844-1849. Tomes I-VI. — Il reste encore à paraître le tome VIIᵉ.

Les annotations dont cette édition est *enrichie* ne me paraissent pas être une heureuse innovation. Les œuvres du génie doivent être respectées ; on les gâte en voulant les rajeunir.

Nelaton. — Éléments de pathologie chirurgicale. Paris, 1844-1849. Tomes I et II. — L'ouvrage aura 4 vol. in-8.

OEuvre d'un praticien consciencieux et savant. Nous attendons la suite avec impatience.

Roche, Sanson et **Lenoir.** — Nouveaux éléments de pathologie médico-chirurgicale, ou Traité théorique et pratique de médecine et de chirurgie ; 4ᵉ édition, 1841. 5 vol. in-8.

Petite encyclopédie de pathologie. Ouvrage revu, corrigé et rajeuni quant à la partie médicale ; toujours neuf et bon pour la chirurgie. Héritage de Dupuytren.

Chelius. — Traité de chirurgie, traduit de l'allemand par J. B. Pigné. Paris, 1835-1839. 2 vol. in-8.

Livre exotique, théorique et pratique. Excellent traité, digne en tous points de l'hospitalité que nous lui donnons.

Ambroise Paré. — Ses œuvres complètes ; édition publiée par le professeur J. F. Malgaigne. Paris, 1840. 3 vol. in-8, avec figures.

Tous les amateurs d'érudition, tous les hommes désireux de connaître l'histoire de l'art, achètent cette édition nouvelle, dans laquelle ils trouvent, comme introduction aux œuvres immortelles du père de la chirurgie française, les belles pages historiques écrites par M. Malgaigne, dont nous avons déjà parlé page 46.

SPÉCIALITÉS, MONOGRAPHIES.

1re DIVISION : PATHOLOGIE INTERNE.

Laennec. — Traité du diagnostic des maladies des poumons et du cœur. 4e édit. annotée par Andral. 3 vol. in-8.

Ouvrage coulé en bronze. Tout élève doit le lire.

Bouillaud. — Traité clinique des maladies du cœur, précédé de recherches nouvelles sur l'anatomie et la physiologie de cet organe ; 2e édition, augmentée. Paris, 1841. 2 forts volumes in-8, avec 8 planches gravées.

La plus profonde et la plus consciencieuse étude du cœur humain.

Bouillaud. — Traité clinique du rhumatisme articulaire, et de la loi de coïncidence des inflammations du cœur avec cette maladie. Paris, 1840 ; in-8.

Le complément indispensable au *Traité des maladies du cœur*.

Modèles d'observation, ces deux ouvrages sont les plus beaux titres de gloire de M. Bouillaud.

Louis. — Recherches anatomiques, pathologiques et thérapeutiques sur la maladie connue sous les noms de fièvre typhoïde, putride, adynamique, entérite folliculeuse, gastro-entérite, etc. 2ᵉ édit. Paris, 1841. 2 vol. in-8.

Louis. — Recherches anatomiques, pathologiques et thérapeutiques sur la phthisie. 2ᵉ édition. Paris, 1843. 1 volume in-8.

M. Louis est le créateur et le représentant de l'école numérique. Malgré les défauts inhérents à cette méthode d'observation, nous recommandons la lecture des ouvrages du médecin de l'Hôtel-Dieu comme exemple d'exactitude dans la manière de recueillir les observations au lit du malade.

Lebert. — Traité pratique des maladies scrofuleuses et tuberculeuses, Paris, 1849. 1 vol. in-8.

Lebert. — Traité pratique des maladies cancéreuses et des affections curables confondues avec le cancer. Paris, 1851. 1 vol. in-8.

M. Lebert joint à un grand talent d'observation une habileté peu commune à manier le microscope. Ses ouvrages offrent une peinture fidèle des altérations pathologiques dans leurs détails les plus intimes, et jettent de vives lumières sur le diagnostic, souvent difficile, des scrofules et du cancer.

Esquirol. — Des maladies mentales, considérées sous les rapports médical, hygiénique et médico-légal. Paris, 1838. 2 vol. in-8, avec planches.

OEuvre d'un praticien consommé et d'un penseur éminent. Sa place est marquée d'avance dans toutes les bibliothèques médicales.

Leuret. — Du traitement moral de la folie. Paris, 1840. 1 vol. in-8.

Élève d'Esquirol, M. Leuret a ouvert une nouvelle voie pour le traitement de la folie ; à ce titre, son livre est le complément nécessaire du précédent ouvrage.

Billet et **Barthez**. — Traité clinique et pratique des maladies des enfants. 3 vol. in-8. Paris, 1843.

Trop de détails, trop d'analyse, absence de synthèse et de généralisation. Magasin rempli de riches matériaux. Faites-y votre choix.

Bouchut. — Manuel pratique des maladies des nouveau-nés et des enfants à la mamelle. Paris, 1844. 1 vol. in-18.

Excellent manuel. Résumé de la pratique de M. Trousseau à l'hôpital des Enfants.

Billard. — Traité des maladies des enfants. 1 volume in-8.

Ouvrage autrefois classique dont le temps a respecté la réputation.

2ᵉ DIVISION : PATHOLOGIE EXTERNE.

Malgaigne. — Traité des fractures et des luxations. Paris, 1847-1852. 2 vol. in-8, avec atlas.

Même clarté, même précision dans le style de cet ouvrage que dans les leçons orales de son auteur.

Bonnet. — Traité des maladies des articulations. Paris, 1845. 2 vol. in-8, avec atlas de 16 planches in-4.

La gravité des affections qui atteignent les articulations en font un des points les plus importants de la chirurgie. L'auteur, placé à la tête du grand Hôtel-Dieu de Lyon, a traité son sujet en praticien consommé.

Rayer. — Traité théorique et pratique des maladies de la peau, 2ᵉ édit. Paris, 1835. 3 vol. in-8, avec un bel atlas représentant en 400 figures coloriées les différentes maladies de la peau et leurs variétés.

Livre savant et bien écrit. Exposition complète de la science des dermatoses. OEuvre d'un praticien éminent.

Gibert. — Manuel des maladies spéciales de la peau, 2ᵉ édit. Paris. 1 vol. in-8.

Résumé clair, méthodique et suffisamment étendu.

Cazenave-Schedel. — Abrégé pratique des maladies de la peau. 4ᵉ édit. Paris, 1847. 1 vol. in-8.

Indispensable aux nombreux auditeurs qui suivent la clinique de M. Cazenave, le savant élève et successeur de Biett.

Cazenave. — Traité des maladies du cuir chevelu, suivi de conseils hygiéniques sur les soins à donner à la chevelure. Paris, 1850. 1 vol. in-8, avec 8 planches coloriées.

Les médecins, jusqu'à présent, ne s'étaient guère occupés de tout ce qui regarde la pathologie et l'hygiène des cheveux : c'était un tort. Nous félicitons donc M. Cazenave d'avoir su mettre au rang de la science une spécialité trop longtemps abandonnée aux charlatans.

Ed. Langlebert. — Études sur l'alopécie, ou chute temporaire et prématurée de la chevelure. Brochure in-12. Paris, 1848.

Cet ouvrage contient l'étiologie complète de l'alopécie précoce, et l'indication des divers moyens de traitement propres à la combattre.

Hunter. — Traité de la maladie vénérienne ; traduit par Richelot, avec des additions et des notes, par Ricord ; 2ᵉ édition augmentée. Paris, 1852. 1 vol. in-8, avec figures.

OEuvre de génie. Le plus beau des monuments élevés à la science des maladies vénériennes.

Ricord. — Traité pratique des maladies vénériennes. Paris, 1838. 1 vol. in-8.

Ce livre est plutôt un mémoire sur l'inoculation syphilitique qu'un traité didactique. Très-utile cependant pour la thérapeutique. Couronné par l'Institut.

Ricord. — Lettres sur la syphilis, publiées dans l'Union médicale et réunies en un volume.

Polémique de journal quelquefois amusante, qui n'ajoutera rien à la réputation de l'auteur.

Sichel. — Traité d'ophthalmologie. 1 volume in-8. Paris, 1837.

M. Sichel est prévenu que la science et les élèves attendent impatiemment une seconde édition.

Nous annonçons comme une bonne nouvelle la publication de l'*Iconographie ophthalmologique* du même auteur, contenant un choix de faits cliniques recueillis depuis vingt-cinq ans, avec des figures admirablement dessinées. Ce livre fera époque dans la science oculistique.

Desmarres. — Traité théorique et pratique des maladies des yeux. 1 vol. in-8. Paris, 1847.

Ouvrage bien écrit, essentiellement pratique, rempli de saines idées, d'aperçus nouveaux et ingénieux. C'est incontestablement le livre le meilleur et le plus complet que les élèves puissent actuellement choisir pour l'étude de l'ophthalmologie.

Tavignot. — Traité clinique des maladies des yeux. 1 vol. in-18, 1847.

Je recommande également ce livre aux élèves et aux médecins : c'est l'œuvre d'un praticien instruit. Méthodique, précis, court et néanmoins complet, il convient surtout à ceux qui veulent s'initier promptement à la connaissance des maladies des yeux.

Velpeau. — Manuel pratique des maladies des yeux, rédigé d'après ses leçons, par G. Jeanselme. Paris, 1840. 1 vol. in-8.

Excellent résumé des leçons cliniques de l'illustre chirurgien de la Charité. Beaucoup et de bonnes choses en un court espace. *Multa paucis.*

Itard. — Traité des maladies de l'oreille et de l'audition ; 2ᵉ édition, publiée par les soins de l'Académie de médecine. Paris, 1842. 2 vol. in-8.

Ouvrage écrit de main de maître ; aussi remarquable par la richesse du fond que par le brillant de la forme.

Civiale. — Traité sur les maladies des organes génito-urinaires, 2ᵉ édition, Paris, 1850. 3 volumes in-8, avec figures.

Le traité le plus complet et le plus pratique qui existe sur cette matière. Le premier volume contient les maladies de l'urètre ; le second, celles du col de la vessie et de la prostate ; le troisième, celles du corps de la vessie.

Sédillot. — De l'infection purulente, ou pyoémie. Paris, 1849 ; in-8, avec fig.

Bonne monographie, enrichie d'un grand nombre

d'observations et d'expériences faites par le savant professeur de la Faculté de médecine de Strasbourg.

MÉDECINE OPÉRATOIRE ET PETITE CHIRURGIE.

Velpeau. — Nouveaux éléments de médecine opératoire, 2e édit. Paris, 1839. 4 volumes in-8, et atlas in-4.

Vaste magasin de science et d'érudition. Livre de cabinet et non d'amphithéâtre.

Malgaigne. — Manuel de médecine opératoire, 4e édit. Paris, 1849, in-18.

Le meilleur guide pour les manœuvres à l'amphithéâtre. Cinq éditions attestent sa vogue et sa valeur.

Lisfranc. — Précis de médecine opératoire. 3 volumes in 8.

Le fruit de quarante années consacrées à la science et à la pratique. Ouvrage interrompu par la mort prématurée et à jamais regrettable de son auteur.

Bernard et **Huette.** — Précis iconographique de médecine opératoire. 1 vol. in-18, texte et planches.

Quant au texte, il est clair, bref, méthodique, comme il convient à un livre de ce genre. Quant aux planches, elles sont irréprochables, sous le double rapport du fini et de l'exactitude. En résumé, c'est un bon livre pour les manœuvres de l'amphithéâtre, et pour l'étude du cabinet.

Jamain. — Manuel de petite chirurgie. 1 vol. in-18.

Bien appliquer un pansement, placer habilement un bandage, exécuter adroitement toutes les petites opérations de la pratique journalière : voilà ce que vous apprendra ce manuel.

Gerdy. — Traité des bandages, des pansements et de leurs appareils, 2e édition. Paris, 1837-1839. 2 volumes in-8, avec atlas de 20 planches.

M. Gerdy a prouvé par ce livre, que la précision et l'exactitude sont les qualités familières de son style. Les élèves qui veulent suivre avec fruit le service des hôpitaux puisent à cette source les notions nécessaires pour l'application des bandages et des pansements.

Bouisson. — Traité de la méthode anésthésique appliquée à la chirurgie et aux différentes branches de l'art de guérir. Paris, 1850. 1 vol. in-8.

Les nombreuses applications que l'on fait chaque jour des moyens anésthésiques rendent nécessaire la connaissance des divers procédés que l'on emploie; personne ne les a mieux exposés que le professeur de la Faculté de médecine de Montpellier. Ce livre est surtout utile aux praticiens.

Tels sont les principaux ouvrages dans lesquels l'élève pourra étudier la science des maladies et l'art de les guérir.

Il me reste, pour terminer ce chapitre, à indiquer ici les livres qui doivent faire rigoureusement partie de la bibliothèque particulière de l'étudiant en médecine pour la préparation du deuxième examen du doctorat, et du troisième de fin d'année.

BIBLIOTHÈQUE DE L'ÉTUDIANT EN MÉDECINE

POUR L'ÉTUDE DE LA PATHOLOGIE ET DE LA MÉDECINE OPÉRATOIRE.

Pathologie générale, CHOMEL ou DUBOIS (d'Amiens).
Pathologie interne, VALLEIX.
Pathologie externe, VIDAL DE CASSIS.
Médecine opératoire, VELPEAU pour le cabinet, et MALGAIGNE pour l'amphithéâtre.

CHAPITRE VII.

Cet examen se compose de questions diverses faites sur ces quatre branches des sciences médicales, d'un rapport médico-légal, et d'une ou plusieurs formules que le candidat rédige séance tenante.

J'ai dit, dans un des chapitres précédents, que la médecine est un art auquel on arrive par le chemin de la science.

Nous avons parcouru la route scientifique. Il nous reste maintenant à explorer le domaine de l'art, c'est-à-dire à étudier les applications des sciences qui nous sont acquises, soit au maintien, soit au rétablissement de la santé de l'homme. L'*hygiène*, la *matière médicale* et la *thérapeutique* concourent à ce but. Nous nous occuperons ensuite d'une quatrième branche scientifique, la *médecine légale*, qui a pour objet la grave et redoutable mission d'éclairer les investigations de la justice. Quant à l'*art des accouchements*, qui devrait, comme étude d'application, trouver ici sa place, nous n'en parlerons que dans le chapitre suivant, attendu que sa connaissance n'est exigée qu'au cinquième examen.

S'il est important pour l'homme de savoir remédier aux maladies qui tourmentent et menacent son existence, il n'est pas moins important qu'il sache les prévenir ; qu'il apprenne à conserver son organisme dans ses conditions normales, dans son intégrité nécessaire au libre développement et à l'entier exercice de ses facultés physiques et morales.

L'homme, a dit un philosophe ancien, est un petit monde dans le grand : ce qui veut dire que chaque individu de l'espèce humaine est comme un centre actif et intelligent au milieu de l'univers qui l'enveloppe, un foyer d'attraction et de répulsion fatalement soumis à tous les agents de la nature, mais pouvant, à son tour, réagir volontairement sur eux. D'un côté, la nature lui oppose des éléments de destruction de toute espèce, qui mettent à chaque instant en péril sa fragile organisation ; de l'autre, elle lui montre des éléments de sécurité et de conservation. Se soustraire aux premiers, et se faire un bouclier des seconds, tel doit être le but de ses efforts, tel est l'objet dont la connaissance pratique constitue la partie de l'art médical que l'on nomme *hygiène*.

Cet art conservateur de la santé embrasse l'étude de l'homme considéré soit *individuellement*, sous le rapport des différents caractères physiologiques qui lui sont propres, soit *collectivement*, dans ses relations avec les climats où il se trouve, avec la société dont il fait partie, avec les différents genres de vie

qu'il est obligé de suivre. De là, la distinction établie entre l'*hygiène privée*, ou théorie du régime applicable à la satisfaction des besoins naturels de chaque individu, et l'*hygiène publique*, ou préceptes généraux relatifs à toutes les influences que subissent
les hommes réunis en société. Cette distinction n'est
pas absolument rigoureuse, attendu que l'homme,
considéré isolément, est une abstraction; que son
genre de vie, ses habitudes, son régime, sont mo-
difiés par ses rapports sociaux : rapports qui eux-
mêmes varient selon les temps, les coutumes, les
mœurs, les institutions, etc.

Quoi qu'il en soit, ce but de l'hygiène, la conservation de la santé, ne peut malheureusement pas
être toujours atteint : il arrive que l'ordre physiologique de l'organisme s'altère, que l'homme devient
malade. Il faut alors avoir recours à un autre art,
celui de rétablir l'équilibre harmonique des fonctions, de guérir, en un mot, par l'emploi des modificateurs que la science a découverts. Cet art a reçu
le nom de *thérapeutique*. Occupons-nous d'abord
des moyens dont il dispose.

Les agents qu'emploie la thérapeutique lui sont
fournis par l'*hygiène*, par la *matière médicale*, et par
la *médecine opératoire*.

Dans beaucoup de cas, l'hygiène seule, c'est-à-
dire un régime de vie en rapport avec les besoins
de l'organisme dans l'état de maladie, suffit pour
rétablir la santé. Souvent, en effet, l'équilibre des
fonctions, un moment troublé par une cause morbi-
fique, tend à se rétablir de lui-même, et il suffit

alors de placer l'individu malade dans les conditions hygiéniques favorables à cette tendance médicatrice. « Davantage, les plus experts qui ont escrit de la médecine, dit Ambroise Paré, affirment la cure des maladies faite par régime surpasser celle qui se fait par autre voye ; même qu'il est plus expédient sortir d'une maladie par bonne manière de vivre que par médecines, qui sont fâcheuses à prendre, difficiles à retenir, pénibles en leur opération. »

Mais telle n'est pas toujours la marche de la nature ; souvent aussi, le médecin doit intervenir, soit pour exciter, soit pour modérer, soit pour régulariser les réactions de l'organisme contre la maladie. Il faut alors qu'il ait recours à la *matière médicale*, qui lui donne les moyens de satisfaire à ces indications.

Cette science comprend la connaissance des caractères naturels et des propriétés physiques et chimiques de toutes les substances médicamenteuses des trois règnes, ainsi que de leurs effets sur l'homme, et des doses auxquelles on doit les administrer. La partie de l'art qui enseigne la manière de les extraire, de les préparer et de les conserver a reçu le nom de *pharmacologie*.

Un autre art fort important, et dont je ne saurais trop recommander l'étude aux élèves, c'est celui de *formuler*, c'est-à-dire de prescrire par écrit, au lit du malade, les médicaments propres à le guérir ; de les grouper, de les réunir sous diverses formes ; d'indiquer leurs doses, leur mode d'administration, etc. Sans cette connaissance pratique, le médecin, quel que soit d'ailleurs son savoir, se trouvera, dans beaucoup de cas, cruellement embarrassé ; et le monde, qui ne juge souvent que sur les apparences, ne verra dans son embarras qu'une preuve d'ignorance et d'incapacité. Cet art est malheureusement assez difficile ; et cette difficulté est loin d'être aplanie par nos formulaires actuels, qui ne sont autre chose que des amas informes, des assemblages incohérents de recettes médicamenteuses prises au hasard, et au milieu desquelles l'esprit se perd et la mémoire se trouble. Sous ce rapport, je ne crains pas de le dire, les formulaires sont des ouvrages plutôt nuisibles qu'utiles. Le plan de ce livre ne me permettant pas d'entrer ici dans des détails sur cette question, je renvoie le lecteur au Traité de thérapeutique de Trousseau et Pidoux, où il trouvera d'excellents préceptes pour la pratique de cet art. Mais revenons à notre sujet.

Procédés hygiéniques, agents médicamenteux et opérations chirurgicales, tels sont, en résumé, les moyens dont la thérapeutique dispose pour guérir les maladies. Quant aux opérations chirurgicales, cette *ultima ratio* de l'art médical, je n'ai rien à ajouter à ce que j'en ai dit dans le chapitre précédent, à l'article *Médecine opératoire*. Examinons maintenant l'enseignement actuel de la thérapeutique.

En traitant plus haut de la pathologie, nous nous sommes demandé si cette partie de la médecine, telle qu'elle est comprise et enseignée aujourd'hui à la Faculté de Paris, peut être considérée comme une science. La même question se reproduit ici pour la thérapeutique médicale. Cette branche de la médecine, telle qu'elle est comprise et enseignée de nos jours, est-elle un art dans toute l'acception du mot, c'est-à-dire un ensemble de préceptes se rattachant à des principes scientifiques fondamentaux? La réponse que nous devons faire à cette seconde question, n'étant que le corollaire de celle que nous avons faite à la première, est facile à prévoir. Non, la thérapeutique, telle qu'elle est enseignée dans nos écoles, n'est point un art; car il n'y a pas de principes là où il n'y a point de doctrine, et sans principes l'art n'existe pas. Aussi, voyez quelle divergence dans les méthodes de traitement employées et vantées par nos maîtres!

Ici on préconise la saignée et les antiphlogistiques; là, au contraire, on proscrit la lancette; dans tel service je n'entends parler que de purgatifs; dans tel autre, de quinquina, de toniques, etc., etc..., et, chose remarquable! ces méthodes, si différentes entre elles, viennent toutes, la tête haute, armées de la statistique, proclamer leurs succès, et vanter leur supériorité. Chacune d'elles se croit appelée à sauver l'humanité, à être son palladium contre les maladies qui l'assiégent!... Mais, que prouvent la plupart de vos succès, si ce n'est le triomphe des efforts de la nature contre les maladies que vous prétendez avoir guéries? C'est que, fort heureusement pour l'humanité, la force médicatrice, je le répète, est là qui presque toujours veille au salut du malade, et le guérit en dépit même d'une mauvaise médication. Sans cette force providentielle, en serait-il ainsi? verrions-nous les méthodes de traitement les plus extravagantes et les plus opposées réussir néanmoins et compter leurs succès? verrions-nous des passes magnétiques, des globules homœopathiques et autres moyens de ce genre guérir une seule maladie? Non, sans doute.

Mais, dira-t-on, vous doutez de la puissance de l'art; médecin, vous niez la médecine... Après la profession de foi que j'ai faite au commencement de ce livre, ce reproche ne saurait m'atteindre. Loin de méconnaître la puissance de l'art, c'est, au contraire, en relever la dignité, que d'en signaler les écarts, et de réduire à leur juste valeur des prétentions exagérées. L'art médical existe; mais je dis et je maintiens qu'il faut être très-réservé dans l'appréciation des effets prétendus salutaires d'une médication quelconque, et se défendre d'un enthousiasme irréfléchi pour toute thérapeutique individuelle.

Ces paroles ne s'adressent pas cependant à tous les professeurs de clinique; je dois dire, pour être juste, que beaucoup d'entre eux, loin de s'abandonner aux excentricités dont je viens de combattre les dangereuses prétentions, suivent dans leur thérapeutique, les sages préceptes de la raison et de l'expérience. Mais un reproche beaucoup plus grave, qu'il est de mon devoir de faire entendre, c'est le peu de soin que l'on apporte généralement dans l'enseignement de cette branche de la médecine. La plupart des chefs de service ne se préoccupent sérieusement que du diagnostic des maladies ; et, lorsqu'ils ont plus ou moins bien disserté sur les motifs qui les portent à reconnaître telle ou telle affection morbide, à peine s'ils daignent parler à leurs élèves des indications curatives : comme s'ils doutaient de la puissance de l'art, ou pensaient avoir assez fait en signalant le mal, sans discuter la valeur et l'opportunité des remèdes. Il en résulte que les élèves négligent forcément la partie la plus importante de leurs études, dont le but définitif est de guérir. Ce n'est pas que je veuille révoquer en doute la nécessité d'un diagnostic rigoureux pour le traitement d'une maladie : je sais et je proclame, au contraire, que la connaissance précise de la nature, du siége et de l'étendue du mal est indispensable à toute thérapeutique rationnelle ; mais je dis qu'il n'est pas moins nécessaire de connaître également les divers agents médicamenteux ou autres, sous tous les rapports qui intéressent l'art de guérir. C'est là une de ces vérités vulgaires que ne devraient jamais oublier les hommes qui ont pour mission l'enseignement pratique de la médecine.

Quoi qu'il en soit, au milieu de ce conflit d'opinions et de systèmes contradictoires, à quelle méthode, à quelle doctrine l'élève devra-t-il s'attacher ? quels seront les principes régulateurs de ses premiers essais dans l'art difficile de guérir, alors que, revêtu de l'habit doctoral, il prendra sous sa responsabilité la vie et la santé de ses semblables ?

Pour le médecin digne de ce nom, pour le penseur qui sait dégager son esprit de l'étroite ornière de la routine, le traitement de chaque maladie, ou plutôt de chaque malade, est un nouveau problème dont la solution exige toutes les ressources du savoir et de l'imagination. Mais cette dernière faculté de l'intelligence peut aisément s'égarer, si elle manque de principes généraux qui lui servent comme de jalons dans le vaste champ de la thérapeutique. Il importe donc que nous tracions ici ces grands principes régulateurs de l'art de guérir. Ils sont au nombre de trois.

1° Si la force médicatrice de la nature doit suffire seule pour amener la guérison, ou si le mal est absolument incurable, s'abstenir de toute prescription médicamenteuse ou, au moins, n'administrer que certaines substances insignifiantes, c'est-à-dire sans action thérapeutique sensible, et seulement pour soutenir le moral du malade ou ne pas lui découvrir l'impuissance de l'art. Les préceptes de l'hygiène suffisent seuls dans ces cas. *Medici plus interdum quiete quam movendo et agendo proficiunt.*

2° Si la maladie exige, au contraire, l'intervention active de la thérapeutique, ne prescrire que des remèdes dont l'action est en rapport avec la nature présumée du mal : ce qui constitue la *méthode rationnelle ;* ou des remèdes dont l'expérience a sanctionné l'efficacité, bien qu'il soit impossible de saisir le lien logique qui rattache leur vertu curative à la nature des phénomènes morbides : ce qui constitue la *méthode empirique.*

3° Quelle que soit la méthode qu'on emploie,

ne jamais oublier de tenir compte, dans l'administration des médicaments, des *indications* qui dépendent des idiosyncrasies, des tempéraments, de l'âge, des habitudes, des maladies antérieures, etc.

Telles sont les règles que doit toujours suivre le médecin dans sa thérapeutique. La raison et l'expérience s'accordent pour en démontrer la sagesse.

Nous venons d'examiner les principales questions relatives à l'étude et à l'enseignement des parties de la médecine qui ont pour objet immédiat la conservation ou le rétablissement de la santé. Occupons-nous maintenant d'une autre branche non moins importante des sciences médicales, dont la connaissance est exigée des candidats au quatrième examen.

« La *médecine légale* a été définie par les auteurs anciens *l'art de faire des rapports en justice :* mais les progrès des sciences naturelles ayant rendu leurs applications à la jurisprudence plus fréquentes, plus nombreuses et plus précises, les attributions du médecin légiste se sont beaucoup plus étendues. Aussi tous les auteurs modernes ont-ils senti la nécessité de donner de la médecine légale une définition plus complète et plus exacte.

Selon M. Orfila, *la médecine légale est l'ensemble des connaissances médicales propres à éclairer diverses questions de droit et à diriger les législateurs dans la composition des lois.*

Selon M. Devergie, *la médecine légale est l'art d'appliquer les documents que nous fournissent les sciences physiques et médicales à la confection de cer-*

taines lois, à la connaissance et à l'interprétation de certains faits en matière judiciaire.

Enfin M. Briand la définit : *la médecine et les sciences accessoires considérées dans leurs rapports avec le droit civil, criminel et administratif.* « Tantôt, en effet, ajoute cet auteur, le médecin légiste est appelé à constater des crimes ou des délits, à en signaler les auteurs, à démontrer, par de savantes investigations, l'innocence ou la culpabilité d'un accusé ; tantôt ses lumières sont invoquées dans des matières civiles ; et dans ce cas aussi, il tient souvent en balance la fortune, l'état civil ou l'honneur des citoyens ; tantôt enfin, il éclaire les autorités administratives sur les avantages ou les inconvénients de tel ou tel établissement public ou privé, de tel ou tel procédé scientifique ou industriel, de telle ou telle mesure de police médicale, etc. »

On voit, par cet exposé des devoirs et des attributions du médecin légiste, de quelle importance et aussi de quelle gravité est cette partie de l'art médical. C'est elle qui exige peut-être les connaissances les plus variées et les plus étendues, non-seulement des sciences médicales proprement dites, mais encore des sciences accessoires. Il faut, de plus, qu'à toutes ces connaissances, le médecin légiste joigne beaucoup de sagacité, une grande pénétration, et surtout la prudence, la sagesse et l'impartialité la plus complète. « Il faut savoir assurer où il faut, et douter où il faut, » dit Pascal. Cette vérité générale semble écrite pour le médecin légiste.

L'enseignement de la médecine légale à la Faculté

de Paris laisse malheureusement beaucoup à désirer, ce qui étonne d'autant plus que parmi les professeurs de cette Faculté se trouve un des médecins légistes les plus éminents de notre époque. Le cours théorique de M. Adelon, sur lequel nous reviendrons tout à l'heure, est tout à fait insuffisant, pour ne rien dire de plus. La toxicologie, cette branche aujourd'hui si importante et si vaste de la médecine légale, est supérieurement traitée, sans doute, par M. Orfila ; mais comme elle fait partie du cours de chimie consacré aux élèves de première année, elle est presque entièrement perdue pour l'enseignement, attendu que ces élèves ne peuvent y attacher encore beaucoup d'importance, et que ceux de quatrième année ne suivent généralement plus les leçons de ce professeur. D'ailleurs, un cours théorique de médecine légale, comme celui qui a lieu maintenant à l'École, dans l'hypothèse même où il serait parfaitement fait, serait toujours insuffisant : car l'exercice de cet art exige, aussi bien que toute autre partie des sciences médicales, des connaissances pratiques, qui ne s'acquièrent que par des expériences et des observations nombreuses et variées. Il serait donc nécessaire qu'un cours spécial de toxicologie fût institué pour les élèves en médecine de quatrième année, et que les expériences vinssent compléter le cours officiel de médecine légale.

Examinons maintenant les cours et les livres qui traitent des matières du quatrième examen.

FACULTÉ DE MÉDECINE.

COURS OFFICIELS.

Cours de thérapeutique et de matière médicale.

M. TROUSSEAU, PROFESSEUR.

J'ai déjà dit ailleurs que partout où M. Trousseau prenait la parole la foule des élèves se dressait pour l'entendre. C'est qu'il y a un charme indicible à écouter cette diction pure, limpide, précise, toujours élégamment scandée ; cette voix claire et juste, qui séduit l'oreille et soutient l'attention. Je reprocherai cependant à M. Trousseau de ne point se résumer assez, d'aller trop vite et de passer trop souvent d'un sujet à un autre sans aucune transition. Il en résulte que ses leçons, quoique fort bien faites, ne laissent dans l'esprit que des impressions vagues et fugitives, dont la mémoire garde difficilement le souvenir. Le brillant de la forme nuit peut-être à la sévérité du fond. Néanmoins le cours de M. Trousseau doit être suivi : les élèves y assisteront en deux années à un éloquent et précieux inventaire de notre arsenal pharmaceutique.

Cours d'hygiène.

M***, PROFESSEUR.

M. Royer-Collard n'est plus. En attendant le

nouveau professeur qui doit lui succéder, c'est un devoir pour nous de rendre, en quelques mots, hommage à sa mémoire.

L'opinion publique accordait à M. Royer-Collard une *grande facilité*. Nous serons plus juste qu'elle en reconnaissant en lui un esprit élevé, généralisateur et indépendant. Son cours était surtout remarquable par la haute philosophie dont il était empreint ; par les idées lumineuses, les aperçus ingénieux dont il fourmillait. M. Royer-Collard avait su élever l'hygiène au rang qui lui appartient dans la hiérarchie des sciences médicales ; il avait compris que, ses leçons s'adressant à des élèves déjà fort avancés dans leurs études, il devait traiter son sujet avec toute la sévérité scientifique qui lui convient, en le dégageant de cette foule de banalités dont on l'entourait autrefois, et qui faisait de l'hygiène plutôt un roman à l'usage des gens du monde qu'un art destiné aux médecins. Orateur distingué, doué d'une grande intelligence, fécondée par une excellente éducation première, M. Royer-Collard a su faire voir à ses détracteurs que, si ses relations de famille avaient pu contribuer à ses succès dans le monde, la faveur, cette fois, ne s'était point égarée dans sa prédilection.

Puisse le professeur qui sera nommé tenir l'enseignement de l'hygiène à la hauteur où M. Royer-Collard l'avait porté !

Cours de médecine légale.

M. ADELON, PROFESSEUR.

M. Adelon fait son cours de médecine légale depuis le 15 novembre jusqu'au 1er avril.

ENSEIGNEMENT LIBRE.

Cours de matière médicale, de thérapeutique et de toxicologie.

M. GALTIER.

Peu de professeurs libres ont rendu aux élèves plus de services que M. Galtier. Ses cours rivalisent depuis longtemps avec ceux de la Faculté ; et s'ils ont moins d'éclat, peut-être sont-ils, en retour, plus instructifs et plus réellement utiles. La clarté, la précision et la méthode président à ses leçons. Des expériences choisies et bien faites familiarisent les élèves avec les manipulations pharmacologiques et les investigations délicates de la toxicologie.

M. Galtier est la providence des candidats au quatrième examen.

BIBLIOGRAPHIE.

HYGIÈNE.

Londe. — Nouveaux éléments d'hygiène, 3e édition. Paris, 1847. 2 vol. in-8.

Cet ouvrage, depuis longtemps classique, se distingue par la richesse des matériaux et la sagesse de leur mise en œuvre. Je promets cent ans d'existence à tous ceux qui suivront les préceptes qu'il renferme.

Lévy. — Traité d'hygiène publique et privée, 2ᵉ édition augmentée. Paris, 1850. In-8.

Travail consciencieux, embrassant la masse des faits bien observés qui se rapportent aux difficiles questions de l'hygiène publique et de l'hygiène privée, et qui possède au plus haut degré la qualité première de tout livre qui doit durer, le style. Cet ouvrage doit être lu et médité par tous ceux qui aiment la science profonde, large et sévère.

Monfalcon et **Polinière.** — Traité de la salubrité dans les grandes villes. Paris, 1846. 1 vol. in-8.

Voici ce qu'a dit de cet ouvrage M. le docteur Ambr. Tardieu. Nous citons textuellement ses paroles, qui sont l'expression exacte de notre opinion :

« Il faut que ce livre soit répandu dans toutes les régions du monde médical, il faut qu'il soit lu de tous. S'il ne fait pas des hygiénistes, il donnera le goût de la science en montrant le but qu'elle doit atteindre ; il rendra familières et attrayantes ces questions d'hygiène publique que le médecin doit connaître, qu'il doit résoudre, s'il veut étendre les bienfaits de son art, non plus seulement à l'individu, mais à la société tout entière, et remplir ainsi dans toute sa grandeur la mission sainte qu'il a acceptée dans l'intérêt de l'humanité. » (*Annales d'hygiène.* t. XXXVII.)

MATIÈRE MÉDICALE, THÉRAPEUTIQUE ET
PHARMACOLOGIE.

Trousseau et **Pidoux.** — Traité de matière médicale et de thérapeutique, 4ᵉ édit. Paris, 1851. 2 vol. in-8.

Le plus beau monument élevé à la thérapeutique moderne.

Barbier. — Traité élémentaire de matière médicale, 4ᵉ édit. Paris, 1837. 3 vol. in-8.

Modèle de style et de bon goût scientifiques.

Galtier. — Traité des matières médicales et des indications thérapeutiques des médicaments. Paris, 1841. 2 volumes in-8.

Ce que j'ai dit des cours de M. Galtier me dispense de parler de cet ouvrage, qui en est la reproduction.

Galtier. — Traité de pharmacologie et de l'art de formuler. Paris, 1841. 1 volume in-8.

Étudiez dans ce livre cet art difficile.

Guibourt. — Histoire naturelle des drogues, ou Cours d'histoire naturelle, professé à l'École de pharmacie de Paris ; 4ᵉ édition très-augmentée, avec 800 figures dans le texte. Paris, 1849-1850. 4 vol. in-8.

Le tome Iᵉʳ comprend la *minéralogie*, et forme un traité complet de cette science dans ses applications aux arts et à la pharmacie ; les t. II et III embrassent la *botanique*, ou l'histoire des végétaux ; le

t. IV, la *zoologie*, ou l'histoire des animaux et de leurs produits.

Personne n'a mieux fait connaître les caractères physiques des substances médicinales, les moyens d'en distinguer les variétés, et les falsifications qu'on leur fait subir.

Cet ouvrage est de première nécessité pour les élèves en pharmacie et les élèves en médecine. Ces derniers y puiseront une connaissance exacte des substances médicamenteuses, dont l'étude est trop négligée à la Faculté de médecine.

Bouchardat. — Manuel de matière médicale, de thérapeutique comparée et de pharmacie ; 2ᵉ édition, 1846. 1 volume in-12.

Cet ouvrage contient beaucoup de choses. C'est plutôt un compendium à consulter qu'un livre à lire d'un bout à l'autre.

Bouchardat. —Nouveau formulaire magistral, 4ᵉ édition. 1 volume in-18.

J'ai dit plus haut mon opinion sur les formulaires. Le praticien doit néanmoins en avoir un dans sa bibliothèque.

Moure et **Martin.** — Vade-mecum du médecin praticien. Précis de thérapeutique spéciale, de pharmaceutique et de pharmacologie. 1845. 1 vol. in-18.

Ce livre doit être en permanence sur le bureau du jeune praticien. Un cas imprévu et embarrassant lui en fera sentir tout le prix.

Guibourt. — Pharmacopée raisonnée, ou Traité de pharmacie pratique et théorique, 3ᵉ édit. Paris, 1847. 1 fort vol. à 2 colonnes, avec 22 planches.

Soubeiran. — Nouveau traité théorique et pratique de pharmacie, 3ᵉ édit. Paris, 1847. 2 vol. in-8.

La pharmacie n'étant plus enseignée à la Faculté de médecine de Paris, bien qu'elle figure toujours sur l'affiche officielle de chaque semestre d'été, je regarde comme indispensable, pour combler cette lacune, la lecture d'un ouvrage sur cette branche de la science. Les livres de MM. Guibourt et Soubeiran remplissent parfaitement ce but.

MÉDECINE LÉGALE. — TOXICOLOGIE.

Orfila. — Traité de médecine légale, 4ᵉ édition, suivie du Traité des exhumations juridiques. Paris, 1848. 4 volumes in-8.

Exposition neuve, large et complète de toutes les questions que soulèvent les sévères investigations de la justice.

Orfila. — Traité de toxicologie, 4ᵉ édition. Paris, 1843. 2 vol. in-8.

Ce livre est le fil d'Ariane dans le périlleux dédale de l'analyse toxicologique.

Devergie. — Médecine légale théorique et pratique, avec le texte et l'interprétation des lois relatives à la médecine légale, revus et annotés par Debaussy de Robécourt, 3ᵉ édition. Paris, 1851. 3 vol. in-8.

Bon à consulter souvent.

Galtier. — Traité de toxicologie. 1 vol. in-8.

L'auteur s'est spécialement étudié à faire ressortir les caractères tirés de l'action physiologique des poisons, trop souvent sacrifiés dans les ouvrages de ce genre aux caractères chimiques.

Briand. — Manuel complet de médecine légale, 4ᵉ édition. Paris, 1846. 1 vol. in-8.

Ouvrage aujourd'hui classique. C'est dans ce livre que les élèves *préparent* avec succès cette partie de leur quatrième examen.

Bayard. — Manuel pratique de médecine légale, 2ᵉ édit. Paris, 1844. 1 vol. in-18.

Excellent manuel, la providence du praticien dans les cas embarrassants qui exigent une prompte décision.

Bouchut. — Traité des signes de la mort et des moyens de prévenir les enterrements prématurés. Paris, 1849. 1 vol. in-12.

Ouvrage couronné par l'Institut. La seule pensée d'un homme enseveli vivant dans la tombe suffit pour appeler l'attention sur ce livre, fort intéressant d'ailleurs au point de vue scientifique et médico-légal.

BIBLIOTHÈQUE DE L'ÉTUDIANT EN MÉDECINE,

POUR LE QUATRIÈME EXAMEN.

Hygiène : LÉVY.
Matière médicale : GUIBOURT.
Thérapeutique : TROUSSEAU et PIDOUX.
Pharmacologie · SOUBEIRAN, GUIBOURT.
Médecine légale : ORFILA ou BRIAND.

CHAPITRE VIII.

Les épreuves de cet examen consistent : 1° en
une composition en latin sur une question médicale
ou chirurgicale, dont le sujet est tiré au sort par les
candidats, qui se rendent, à cet effet, à l'Ecole dès
huit heures du matin;

2° En une visite d'un ou de plusieurs malades
dans l'une des cliniques de la Faculté, à la suite de
laquelle les candidats subissent un examen oral en
français, dans lequel ils font connaître le diagnostic
qu'ils ont porté et le traitement qu'ils ont jugé convenable d'adopter.

J'ai traité longuement, dans le chapitre VI, des
questions qui se rattachent à la clinique interne et à
la clinique externe; je n'ai donc point à m'en occuper ici. Je ne parlerai pas davantage de la composition latine, vestige d'un autre âge, épreuve malheureusement vaine et superflue de nos jours, dont les
élèves ne s'occupent guère et les examinateurs encore moins. Il ne me reste donc à examiner ici que

l'étude des accouchements, partie fort étendue de l'art médical.

On donne le nom d'*accouchement* à l'expulsion du fœtus et de ses dépendances à travers les organes maternels de la génération. Cette grande fonction semble faire exception aux lois générales et harmoniques de l'organisme humain ; car, tandis que les autres actes physiologiques de la vie s'accomplissent sans souffrance et sans danger, celui-ci, au contraire, ne s'exécute qu'au prix de la douleur, et souvent au péril de deux existences. Les anciens semblent avoir compris cette déviation de la nature à ses vues providentielles lorsqu'ils font de cette fonction comme une punition infligée pour toujours à la femme. On dirait qu'ils ont ainsi voulu justifier la nature elle-même. C'est au moins ce que veulent dire, devant la raison, ces paroles : *Tu enfanteras dans la douleur.*

Quoi qu'il en soit, ceci nous prouve toute l'importance que doit attacher le médecin à l'étude de l'accouchement, dans toutes les phases de son mécanisme, et à la connaissance des moyens prescrits par la science pour en favoriser l'accomplissement régulier.

Les éléments de l'instruction obstétricale à la Faculté de Paris sont les suivants :

Un cours théorique professé par M. Moreau.

Un cours clinique professé par M. Paul Dubois.

L'autorisation pour les élèves ayant douze inscriptions de suivre le travail des femmes en couches, et de toucher les femmes enceintes pendant le jour, les élèves sages-femmes faisant le service de la nuit.

Ces éléments suffisent-ils à l'instruction des élèves? Évidemment non. Ici, comme ailleurs, c'est l'enseignement particulier qui remplit le vide laissé par l'enseignement officiel. Encore cet enseignement particulier est-il lui-même fort restreint, faute de terrain pour s'exercer. N'est-il pas, en effet, singulier que, tandis qu'il y a pour les maladies syphilitiques, pour les maladies de la peau, pour les aliénés, etc., plusieurs cliniques particulières, l'art des accouchements ne soit représenté, à PARIS, que par une seule clinique officielle, excellente aujourd'hui, il est vrai, grâce au talent et à la bienveillance du professeur qui la dirige, mais insuffisante pour le nombre des élèves? Ne devrait-il pas être annexé à chaque hôpital un service de femmes en couches, où des professeurs jeunes, et par cela même pleins d'émulation et de zèle, initieraient les élèves à la pratique de cette branche si vaste et si nécessaire de la médecine?

Cela n'est pas. Il n'y a dans Paris, je le répète, qu'une seule clinique d'accouchements. Bien plus, un second hôpital d'accouchements existe dans cette ville; mais, par un mépris pour la science et pour l'humanité, que rien n'excuse, l'entrée en est interdite aux élèves et aux médecins!

Tous les esprits droits se sont élevés contre cet abus. Un homme dont le caractère et la haute position devraient faire écouter les plaintes, M. Velpeau, l'a signalé il y a longtemps. Deux jeunes médecins, fort distingués déjà dans l'art obstétrical, MM. Pajot et Jacquemier, ont renouvelé naguère ces réclamations. Mais il est à craindre que, comme tant d'autres non moins légitimes, elles restent encore longtemps sans effet.

Dans l'état actuel des choses, la meilleure marche pour les élèves consiste à suivre d'abord un cours particulier pour y apprendre les principes de l'art; puis à aller compléter leur éducation obstétricale, autant que cela est possible aujourd'hui, à l'excellente clinique de M. Paul Dubois.

COURS OFFICIELS.

FACULTÉ DE MÉDECINE.

Clinique d'accouchements.

M. Paul DUBOIS, PROFESSEUR A L'HOPITAL DE LA CLINIQUE.

M. Paul Dubois est le fils d'Antoine Dubois, que ses connaissances positives, l'indépendante originalité de son caractère et plusieurs hauts faits d'une pratique étendue avaient placé au nombre des professeurs qui ont illustré l'École de Paris pendant les trente premières années de sa fondation. Nommé de bonne heure à la survivance de son père, chirurgien en chef de la Maternité, il s'est livré de suite à l'art des accouchements, et a montré dans le concours par lequel il est arrivé à l'École, en 1834, qu'il était digne de la faveur qui lui avait ouvert la voie de cette spécialité.

Plus occupé de l'enseignement qui lui est confié que de la pratique du dehors, M. Dubois a su donner à cet enseignement un attrait jusqu'alors inconnu. Il s'est surtout attaché à dégager l'art des accouchements de toutes les superfluités théoriques dont on semblait l'avoir encombré à dessein, et l'a réduit à l'étude pure et simple d'un phénomène naturel, d'une fonction physiologique, dont l'exécution n'a besoin, dans la plupart des cas, que d'être attentivement surveillée. Aussi ses leçons sont-elles citées comme des modèles de simplicité et de gracieuse précision.

Cours théorique d'accouchements, maladies des femmes et des enfants.

M. MOREAU, PROFESSEUR.

M. Moreau est un des accoucheurs les plus en vogue dans la haute société parisienne. Il fait son cours trois fois par semaine, du 15 avril au 30 août de chaque année.

ENSEIGNEMENT LIBRE.

COURS PARTICULIERS.

Cours public d'accouchements,

rue Larrey, 8.

MM. CHAILLY et Aug. BELIN.

M. Chailly est un praticien consommé, un accoucheur de premier ordre. Il possède au plus haut degré toutes les qualités nécessaires à l'exercice de son art : la sagacité, le jugement, la prudence, le sang-froid et une habileté opératoire peu commune. Son dévouement à la science et son talent ont été naguère dignement récompensés. L'Académie de médecine a reçu M. Chailly au nombre de ses membres ; et cela, en dépit d'une polémique envieuse et de mauvais goût, dans laquelle une partie de la presse médicale a joué, selon nous, un fort triste rôle.

Nous engageons vivement les élèves à suivre ce cours, où ils puiseront à sa source la science pratique.

M. Aug. Belin est le professeur adjoint au cours de M. Chailly, dont il suit la doctrine dans l'enseignement et dans l'exercice de l'art obstétrical. Il répète les leçons du savant académicien dans un excellent cours particulier, où les élèves sont individuellement exercés à toutes les manœuvres des accouchements.

Cours d'accouchements et d'opérations obstétricales,

rue des Poitevins, 4.

M. PAJOT.

M. Pajot joint à une grande instruction une rare facilité d'élocution. Il expose la science des accouchements avec une clarté, une méthode, une verve et une élégance de langage qui attirent un grand nombre d'élèves à ses leçons, et l'ont placé au premier rang dans l'enseignement de sa spécialité.

Nous citerons encore parmi les professeurs particuliers d'accouchements, M. Depaul, agrégé à la Faculté de médecine ; M. Cazeaux, membre de l'Académie, et MM. Devilliers, Desrivières, Campbell et Mercé.

BIBLIOGRAPHIE.

Le nombre des traités d'accouchements est très-considérable. Les meilleurs, et par conséquent ceux dont je conseille l'étude aux élèves, sont ceux de MM. Chailly, Cazeaux et Jacquemier.

Les élèves achètent aujourd'hui de préférence la dernière édition du *Traité d'accouchement* de M. Chailly, dans laquelle ils trouvent la reproduction fidèle des leçons de ce professeur.

Pour l'étude plus approfondie de cette partie de la science, on consultera les traités d'accouchements de Mauriceau, Delamotte, Puzos, Smellie, Levret, Baudelocque, et surtout l'ouvrage éminemment pratique de madame Lachapelle.

CHAPITRE IX.

Cette dernière épreuve consiste : 1° en une dissertation imprimée, dont le sujet a été choisi par le candidat, soit sur ses propres observations médicales ou chirurgicales, soit dans une série de questions spéciales que la Faculté a rédigées à cet effet ;

2° En une argumentation verbale sur le sujet même de la dissertation précitée et sur d'autres sujets, au nombre de quatorze, correspondant aux diverses matières de l'enseignement de la Faculté, et qui, après avoir été tirés au sort par le candidat, sur une deuxième série de questions, sont transcrits, sans développement, à la suite de la dissertation imprimée.

Le sujet de la thèse et les questions orales qui l'accompagnent doivent être indiqués et choisis par l'élève après la prise de la douzième inscription.

Voici les conseils que je crois utile de donner aux élèves pour cette dernière épreuve, qui doit leur conférer le titre de docteur.

I. Choisir son sujet sur ses propres observations, en ne consultant que son goût et son aptitude. Tenir compte néanmoins, pour ce choix, et du monde au milieu duquel on va vivre désormais et du genre de clientèle qu'on se propose de faire : une thèse étant souvent un premier passe-port pour le périlleux voyage dans le pays ardu de la pratique.

II. Une fois le sujet choisi, en disposer les éléments dans un plan méthodique ; puis recueillir des faits cliniques et bibliographiques qu'on placera dans chacune des cases de son plan.

III. Lorsqu'on aura suffisamment butiné au lit des malades et dans les livres, extrait de cette double mine assez de matériaux, de maçon devenir architecte, et construire sa thèse en cimentant le tout par de bonnes et fortes idées.

IV. Alors, se présenter au secrétariat pour consigner, choisir ou accepter un président ; puis remettre entre les mains de ce dernier le précieux manuscrit, qu'il vous rendra, huit jours après, signé et paraphé, ce qui veut dire qu'il se porte garant de vos opinions émises en ce qui concerne la religion, l'ordre public et les mœurs.

V. La thèse imprimée et le jour de la soutenir — jour qui fait époque dans la vie — arrivé, s'affubler de la robe et du rabat officiels, s'asseoir modestement devant ses juges, et soutenir vaillamment ses idées

VI. Ne pas oublier toutefois d'être prêt à répondre

pertinemment sur les fameuses quatorze questions qu'on a tirées au sort et inscrites à la dernière page de sa thèse. Singulière épreuve, soit dit en passant, et qui semble avoir été inventée par la Faculté pour faire sentir son joug jusqu'au dernier moment, et réprimer ce que la robe doctorale pourrait inspirer de présomptueuse indépendance au jeune candidat.

VII. La thèse soutenue et le titre de docteur si longtemps désiré enfin obtenu, quitter la robe incommode dont on s'était revêtu, être généreux envers l'appariteur, serrer la main de ses amis, et, du seuil de l'école, s'élancer plein d'espoir et de confiance sur cette mer orageuse du monde, comme disent les poëtes, pour la parcourir avec tout le bonheur et le succès que vous souhaite votre ami, l'auteur de ce livre.

VIII. Ne pas partir toutefois sans avoir fait emplette de tous les livres et instruments de chirurgie nécessaires au médecin praticien, ainsi que les ustensiles et substances pharmaceutiques dont on aura besoin, si l'on exerce dans une campagne où le médecin doit joindre à ses consultations la préparation des médicaments. — Pour cela, consulter le chapitre XV du présent ouvrage.

CHAPITRE X.

RÉSUMÉ MÉTHODOLOGIQUE DES DEVOIRS DE L'ÉTUDIANT EN
MÉDECINE.

PREMIÈRE ANNÉE.

Semestre d'hiver. (Du 1er novembre au 1er avril.)

I. L'élève se procurera les livres suivants : Traités de mathématiques, de physique, de chimie et d'histoire naturelle, ainsi que le *Guide pour la préparation au baccalauréat ès-sciences physiques* et le *Dictionnaire de Médecine* de Nysten.

II. Il suivra les cours de physique et de chimie de la Faculté de médecine et, s'il est possible, ceux de la Faculté des sciences.

III. A chacun de ces cours, l'élève prendra des notes avec soin, en rédigera chez lui quelques-unes, et étudiera chaque jour dans ses livres les matières qui ont fait l'objet de la leçon précédente.

IV. Si l'élève n'est point encore bachelier ès

sciences, il étudiera avec soin ses mathématiques ; et s'il n'est pas assez fort déjà, ou manque d'aptitude pour ces sciences abstraites, il aura recours aux conseils d'un professeur particulier.

V. Si l'élève est avancé, si déjà il a étudié en d'autres lieux les matières du baccalauréat ès sciences, il pourra revoir en même temps, dans un livre élémentaire, l'histoire naturelle, et tenter l'épreuve redoutable de cet examen vers le mois d'avril.

Semestre d'été. (Du 1er avril au 30 août.)

VI. L'élève suivra le cours de botanique et d'histoire naturelle, le cours de chimie organique, ainsi que le cours de physique de la Faculté de médecine.

VII. A chacun de ces cours, ainsi qu'à tous ceux qu'il devra suivre ultérieurement, il prendra des notes, puis en rédigera quelques-unes chez lui, et étudiera régulièrement dans ses livres les matières qui auront fait l'objet de chaque leçon. Ce travail est le seul à l'aide duquel il pourra mettre à profit l'enseignement qui lui est donné.

VIII. L'élève assistera aux manipulations chimiques officielles, à la condition d'éviter, s'il le peut, les inconvénients que j'ai signalés plus haut.

IX. Chaque soir, après son dîner, il ira faire une visite au jardin Botanique de la Faculté. Cette promenade aura le double avantage de favoriser sa digestion, et de le familiariser avec les caractères de l'organisation végétale que lui auront enseignés ses maîtres et ses livres.

X. Muni d'une boîte de botaniste, d'une petite bêche, d'une blouse, d'un chapeau de paille et d'une bonne chaussure, il ira, le dimanche, respirer à pleins poumons l'air pur de la campagne, en suivant la course savante de M. A. de Jussieu ou de M. A. Richard. Partout, dans la profondeur des bois, sur le penchant des coteaux, dans les prairies humides, sur le bord des étangs, il recueillera une moisson nombreuse et variée de plantes de toute espèce, de tout genre, de toute nature, dont il écrira les noms, pour les étudier ensuite à loisir, et les conserver dans sa mémoire et dans un herbier.

XI. Pendant ce semestre, l'élève devra s'occuper de la révision de ses matières étudiées dans le semestre précédent : révision nécessaire pour affronter hardiment et avec succès soit les périls du baccalauréat ès sciences, soit ceux du premier examen de fin d'année.

XII. Cela fait, il retournera dans sa famille y recevoir les félicitations justement méritées, et jouir du repos avec la satisfaction que donne le sentiment du travail et du devoir accompli.

XIII. En cas d'insuccès dans ses examens, il devra consacrer le temps de ses vacances à étudier de nouveau ses matières, pour être en mesure de réparer à la rentrée un échec malheureux.

XIV. Si l'élève se destine à l'internat dans les hôpitaux, il pourra, dès ce moment, se préparer au concours de l'externat qui a lieu au mois de novembre. Il devra rentrer à Paris au commencement d'octobre pour se faire inscrire au bureau central des hôpitaux, et suivre un cours préparatoire aux épreuves de ce concours.

DEUXIÈME ANNÉE.

Semestre d'hiver.

XV. L'élève devra se procurer les livres suivants : Traités d'anatomie descriptive, d'anatomie topographique et d'anatomie générale ; de physiologie, de pathologie générale, de pathologie externe, de pathologie interne, ainsi qu'un atlas d'anatomie, un squelette et une tête désarticulés (1).

XVI. L'élève commencera à faire le matin quelques visites dans les hôpitaux, principalement dans les salles de chirurgie, pour s'initier à la clinique. — Il étudiera les généralités de la pathologie.

XVII. Il suivra les cours d'anatomie et de physio-

______

(1) Il trouvera ces deux derniers objets à des prix très-peu élevés, et parfaitement préparés, chez M. Vasseur, habile naturaliste et préparateur d'ostéologie, *rue de Sorbonne*, 18.

logie de la Faculté et un cours élémentaire particulier, parmi ceux qui se font annuellement dans
les amphithéâtres de l'école pratique.

XVIII. Il commencera la pratique des dissections, soit en se mettant sous la direction d'un aide
d'anatomie, soit en se confiant à un professeur particulier, ce qui vaut mieux. Dans tous les cas, il
devra se conformer aux préceptes que nous avons
tracés plus haut à ce sujet.

XIX. Chaque soir, l'élève devra étudier chez lui
ou dans un cabinet littéraire, dans ses livres, dans
les atlas ou sur le squelette, les parties de l'anatomie qu'il a vues pendant le jour soit aux cours,
soit aux dissections.

XX. Quant à l'ordre qu'il devra suivre dans l'é-
tude des sciences anatomiques, je pense que le meilleur est celui-ci : 1º ostéologie et syndesmologie ;
2º myologie, aponévrologie ; 3º splanchnologie ;
4º angiologie ; 5º névrologie. — Après avoir étudié
ainsi l'anatomie descriptive, il passera à l'étude de
l'anatomie topographique, puis de l'anatomie générale. — Cet ordre n'est peut-être pas le plus logique, mais il est incontestablement le plus pratique.

Semestre d'été.

XXI. L'élève suivra exactement, chaque matin,
la clinique médicale de l'Hôtel-Dieu. J'indique celle-
ci de préférence, parce qu'elle est la plus élémen-

taire et la meilleure. Il étudiera dans ses livres les sujets de chaque leçon.

XXII. Il rédigera chez lui, d'après des notes prises à l'hôpital, les observations les plus importantes qui auront été faites par le professeur de clinique.

XXIII. Il reverra entièrement son anatomie et sa physiologie pour se préparer au second examen de fin d'année.

XXIV. Les élèves qui, se destinant à l'internat, ne se seraient point encore présentés au concours de l'externat ou y auraient échoué l'année précédente, devront s'y préparer.

TROISIÈME ANNÉE.

Semestre d'hiver.

XXV. L'élève devra se procurer les livres suivants : Traité de médecine opératoire, manuel de petite chirurgie, dictionnaire de médecine.

XXVI. Commencement du stage ou de l'externat dans les hôpitaux. Les élèves stagiaires devront choisir un service où se fait une clinique. Ils devront, ainsi que les externes, suivre un cours de bandages et de petite chirurgie.

XXVII. L'élève se livrera, comme l'année précédente, aux études anatomiques théoriques et pratiques : il suivra en conséquence les dissections et les cours d'anatomie ; il verra avec soin l'anatomie dite des régions.

XXVIII. Il devra suivre, en outre, le cours de pathologie générale et celui de pathologie externe de la Faculté. Il étudiera ces mêmes matières dans ses livres, et généralement dans tous les ouvrages où elles sont le mieux traitées, ouvrages que nous avons indiqués plus haut, et qu'il trouvera soit à la bibliothèque, soit dans les cabinets de lecture.

XXIX. Préparation au concours de l'internat, pour les élèves externes, dans les hôpitaux.

Semestre d'été.

XXX. L'élève continuera son service dans les hôpitaux, soit comme externe, soit comme stagiaire.

XXXI. Il étudiera dans ses livres la pathologie interne et la pathologie externe. Il suivra les cours officiels ou particuliers qui traitent de ces sciences.

XXXII. Il commencera ses études pratiques de médecine opératoire et fréquentera un cours particulier où cet art est démontré.

XXXIII. Il reverra dans ses livres toute la pathologie, pour se préparer au troisième examen de fin d'année.

XXXIV. Préparation au concours de l'internat pour les élèves externes dans les hôpitaux.

QUATRIÈME ANNÉE.

Semestre d'hiver.

XXXV. L'élève devra se procurer les livres suivants : Traité de médecine légale, traité de toxicologie, traité de thérapeutique et de matière médicale, traité d'hygiène, traité d'accouchements.

XXXVI. L'élève libre, c'est-à-dire celui qui n'est attaché à aucun hôpital soit en qualité d'interne, soit en qualité d'externe, devra suivre chaque matin une clinique médicale.

XXXVII. Continuation des études anatomiques. — Dissections. — Anatomie chirurgicale. — Cours d'anatomie pathologique.

XXXVIII. — L'élève devra suivre le cours de médecine opératoire de la Faculté, un cours particulier sur le même sujet, et s'exercer dans les pavillons de l'école pratique à la manœuvre des opérations.

XXXIX. — Il étudiera également, dans les livres et dans les cours officiels ou particuliers, la médecine légale et la toxicologie.

Semestre d'été.

XL. — L'élève suivra dans les hôpitaux une clinique interne ou externe, ou l'une et l'autre alternativement.

XLI. — Il étudiera l'hygiène, la matière médicale, la thérapeutique et l'art de formuler, dans les livres et dans les cours officiels ou particuliers.

XLII. — Il continuera l'étude et la pratique des opérations chirurgicales.

XLIII. — Il suivra un cours particulier d'accouchements, et s'exercera à la manœuvre obstétricale.

CINQUIÈME ANNÉE (1).

Semestre d'hiver.

XLIV. — Fréquenter le matin la clinique d'accouchements et celle des maladies des enfants.

XLV. — Revoir les matières de ses examens dans l'ordre de succession prescrit pour chacun d'eux.

Semestre d'été.

XLVI. — Suivre le matin la clinique sur les maladies vénériennes, les maladies de la peau, et dans la journée une clinique particulière d'ophthalmologie.

(1) J'ajoute une cinquième année d'étude, qui, n'étant point officiellement prescrite, se trouve néanmoins dans la force des choses. Quatre années, en effet, sont obligatoires pour obtenir les seize inscriptions sans lesquelles on n'est point admis à subir les cinq examens du doctorat et à soutenir sa thèse. On conçoit aisément qu'une année n'est pas de trop pour revoir toutes les matières de ces épreuves et s'y présenter avec succès.

XLVII. — S'exercer encore à la manœuvre des opérations et à celle des accouchements.

XLVIII. — Revoir les matières des examens qui restent à passer.

XLIX. — Composer sa thèse d'après les préceptes que nous avons précédemment indiqués.

L. — Subir ses derniers examens avec succès, soutenir sa thèse avec talent, et mériter ainsi l'honneur du doctorat.

Telle doit être la succession régulière des travaux de l'étudiant en médecine. Cet ordre, aussi logique et en même temps aussi pratique que le permettent les règlements de l'École, le conduira heureusement jusqu'à la fin de ses études, et, tout en lui rendant facile l'accès des examens, le munira de la plus grande somme possible de l'instruction théorique et pratique dont la société va lui demander les preuves.

Cependant je n'ai pas eu l'espoir d'imposer cet ordre méthodologique à tous les élèves et d'une manière absolue; je sais, au contraire, qu'il devra quelquefois subir des modifications, quant à la distribution du temps, pour se plier aux exigences des situations particulières dans lesquelles certains élèves peuvent se trouver. Mais quelles que soient ces modifications dans la distribution du temps, je pense que l'ordre des matières pourra et devra toujours être suivi par tous les élèves soucieux de leur instruction.

CHAPITRE XI.

Cette bibliothèque se forma d'abord des livres de
l'ancienne Faculté, de la Société royale de médecine, de l'Académie royale de chirurgie et de l'E-
cole de chirurgie. Elle s'accrut ensuite progressivement, et aujourd'hui elle compte trente mille
volumes environ.

Elle se compose, en grande majorité, de livres
grecs, latins, arabes, français, allemands, an-
glais, etc., relatifs à la médecine, à la chirurgie,
aux accouchements, à la physique, à la chimie et aux
diverses parties de l'histoire naturelle. Mais, indépendamment de ces ouvrages spéciaux, la bibliothèque possède encore un grand nombre de livres
de littérature grecque, latine et française. On y conserve religieusement des manuscrits très-précieux
d'anciens médecins célèbres; les commentaires
écrits de la main des doyens de l'ancienne Faculté
de médecine, qui commencent en 1234 et finissent
en 1786, ainsi que les archives de la Société royale
de médecine, de l'Académie (1) et de l'Ecole de
chirurgie.

(1) Transportées en partie à l'Académie nationale de médecine.

Malheureusement cette bibliothèque spéciale, destinée, si je ne me trompe, aux élèves en médecine, est loin de contenir tous les livres dont ceux-ci ont ordinairement besoin. J'ai dit plus haut que, par suite d'une négligence très-fâcheuse pour le public, la plupart des dernières éditions des livres classiques modernes manquaient à la bibliothèque. Quant à celles qu'on y rencontre, elles n'y existent chacune qu'à un seul exemplaire, tout à fait insuffisant pour le nombre des lecteurs qui chaque jour se présentent. Qu'importent aux élèves vos manuscrits et commentaires des anciens régents, ainsi que vos ouvrages grecs, arabes, espagnols ou russes ? Ce qu'il leur faut, ce que la Faculté devrait avoir dans sa bibliothèque, ce sont des exemplaires nombreux des meilleures éditions des ouvrages classiques modernes, de tous les livres, en un mot, indispensables à l'étude journalière de la médecine. Espérons voir se réaliser cette amélioration si désirable.

La bibliothèque est ouverte aux élèves de onze heures à trois heures, et de sept à dix heures du soir, tous les jours, le jeudi et le dimanche exceptés.

On ne peut y entrer avec des livres ou avec des cahiers reliés.

Chacun attend en silence son tour de distribution. Personne n'est autorisé à toucher au catalogue en volume ou mobile.

Il est défendu de monter aux échelles, de converser, de se promener.

Avant de sortir, l'élève doit avoir soin de remettre, sur la table placée devant le bureau des sous-bibliothécaires, le livre qui lui a été confié.

Les bibliothécaires et sous-bibliothécaires sont :

M. Dezeimeris, bibliothécaire, nommé le 29 janvier 1836.

M. Raige Delorme, bibliothécaire adjoint, nommé le 18 février 1836.

M. Bell, sous-bibliothécaire, nommé le 22 novembre 1838.

M. Segond, sous-bibliothécaire, nommé en 1846.

CHAPITRE XII.

MUSÉE D'ANATOMIE COMPARÉE. — MUSÉE D'ANATOMIE
PATHOLOGIQUE OU MUSÉE DUPUYTREN.

Le *musée d'anatomie comparée* est de formation récente. Il date de 1845. On le doit à M. Orfila, qui l'a, pour ainsi dire, improvisé. Il occupe la première salle, dite galerie de l'Horloge, de l'ancien musée de la Faculté. Beaucoup de pièces sont fort belles ; mais plusieurs, néanmoins, se ressentent un peu de la rapidité de leur confection. Quoi qu'il en soit, c'est là une belle et bonne idée réalisée avec bonheur, et dont les élèves doivent savoir gré à M. Orfila.

Les autres salles de l'ancien musée sont celles où se font habituellement les examens. Elles renferment une très-riche collection d'instruments de chirurgie anciens et modernes, arsenal précieux pour l'étude et pour l'histoire de l'art, et, de plus, une collection également très-nombreuse d'échantillons de toutes les substances médicamenteuses employées en thérapeutique.

Ce musée est ouvert les lundis, mercredis et vendredis, de 11 heures à 3 heures.—Les conservateurs sont MM. Thillaye, Maissiat, et Sappey, et le préparateur M. Suquet.

Le *musée Dupuytren*, établi au rez-de-chaussée de l'antique édifice situé à gauche de la première cour de l'école pratique, est destiné à l'anatomie pathologique. Il contient un grand nombre de pièces anatomiques, ainsi que beaucoup d'exemples très-curieux des anomalies de l'organisation et de la conformation primitives.

On le doit à la munificence du grand chirurgien dont il porte le nom.

Il est ouvert les lundis, mercredis et vendredis, de 11 heures à 3 heures. Le conservateur est M. Houel.

CHAPITRE XIII.

JARDIN BOTANIQUE DE LA FACULTÉ.

Ce jardin est situé dans la partie est de la pépinière du Luxembourg. On y cultive, sur une double rangée de plates-bandes, un grand nombre de plantes distribuées d'après la méthode naturelle. Ces plantes, destinées à l'étude, ne sont malheureusement pas choisies avec toute l'intelligence désirable. On cherche en vain parmi elles beaucoup d'espèces indigènes, employées en médecine, et dont on ne trouve souvent que les étiquettes. En compensation, on y rencontre une foule d'espèces sans utilité pratique; intéressantes, il est vrai, pour le naturaliste, mais peu nécessaires assurément au médecin. Il me semble que, dans un jardin de cette nature, les plantes médicinales devraient être, au contraire, en majorité, chacune d'elles représentée par de nombreux échantillons, et que l'on ne devrait conserver de plantes sans usage en médecine que juste ce qu'il faut pour l'étude de certaines familles, et pour ne pas interrompre l'ordre naturel de la série végétale.

Outre la nécessité d'augmenter considérablement le nombre des espèces médicinales, nécessité que je crois absolue si l'on veut que ce jardin puisse réellement répondre à sa destination, je pense qu'il serait également utile que des aides de botanique fussent chargés, à certaines heures du jour, de guider les élèves encore inexpérimentés dans l'observation si délicate de l'organographie végétale, ainsi que cela se pratique fort imparfaitement, il est vrai, à la Faculté, pour les manipulations chimiques et pour l'anatomie humaine. Ce serait un service rendu à la science, et surtout aux élèves, dont les connaissances en botanique sont actuellement si faibles, faute de direction. On aurait de plus l'avantage d'utiliser à l'École l'emploi d'aide botaniste, qui aujourd'hui n'est véritablement qu'un objet de luxe.

Le jardin est ouvert tous les jours de 6 heures à 10 heures du matin, et de 3 heures à 7 heures du soir, depuis le mois de mai jusqu'au 1er septembre.

Il serait bien d'en prolonger l'ouverture jusqu'à 8 heures du soir, sauf à retrancher la première heure de l'après-midi, celle de 3 à 4 heures, pendant laquelle il est à peu près impossible d'y travailler à cause de la chaleur du jour. C'est en effet le soir, après leur dîner, que les élèves fréquentent en plus grand nombre le jardin. Or, comme il ne leur est guère possible d'y arriver avant 6 heures, on conçoit que le temps qui leur reste est alors insuffisant pour étudier d'une manière convenable. Cette mesure, praticable depuis le 15 mai jusqu'au 30 juillet au moins, serait donc très-avantageuse aux élèves désireux de s'instruire. Elle ajouterait au temps du travail une heure souvent perdue en stériles distractions.

Nous espérons que M. Ach. Richard, si généreusement et si constamment préoccupé des intérêts scientifiques de ses nombreux élèves, voudra bien entendre ces quelques observations en faveur d'une science qu'il aime et que nous aimons.

CHAPITRE XIV.

Le laboratoire de chimie de la Faculté a pour principal objet les préparations des leçons de chimie et de pharmacie qui se font à l'École. Il sert aussi à l'analyse des matières et des humeurs morbifiques recueillies dans les hôpitaux.

Presque tous les magistrats, non-seulement de la Cour d'appel de Paris, mais encore des autres tribunaux de la République, y envoient analyser les pièces et les matières dans les cas de suspicion de faux en écriture, d'empoisonnement ou d'assassinat.

Un autre laboratoire existe à l'École pratique pour les manipulations chimiques des élèves, manipulations dont nous avons déjà parlé, page 77

Le chef des travaux chimiques de l'École est M. Lesueur.

CHAPITRE XV.

BIBLIOTHÈQUE DU MÉDECIN PRATICIEN.

La plupart des ouvrages qui composent ce petit
catalogue ont déjà été indiqués dans les chapitres
précédents comme devant faire partie de la bibliothèque de l'étudiant en médecine. Nous les repro-
duisons ici pour former un ensemble qui permette
au jeune docteur de voir d'un coup d'œil ceux qui
lui manquent pour compléter sa bibliothèque de
médecin praticien.

1 SCIENCES PRÉLIMINAIRES ACCESSOIRES.

Physique, POUILLET.
Chimie, ORFILA ou REGNAULT.
Chimie organique, MILLON.
Histoire naturelle, RICHARD.
Botanique, RICHARD.
Flore française, GRENIER et GODRON.

2° ANATOMIE ET PHYSIOLOGIE.

Anatomie générale, BICHAT, HENLE.
Anatomie descriptive, CRUVEILHIER, SAPPEY.
Anatomie chirurgicale, BLANDIN, VELPEAU.
Anatomie pathologique, CRUVEILHIER.
Physiologie, MULLER.
Microscopie, DONNÉ, ROBIN.
Atlas d'anatomie descriptive, BONAMY, LUDOVIC, MASSE.

3° MÉDECINE, PATHOLOGIE INTERNE.

Guide du médecin praticien, VALLEIX.
Nosographie médicale, BOUILLAUD.
Pathologie générale, DUBOIS (d'Amiens).
Auscultation et percussion, BARTH et ROGER.
Maladies du cœur et Rhumatisme, BOUILLAUD.
Fièvre typhoïde, LOUIS.
Hématologie médicale, ANDRAL.
Phthisie pulmonaire, LOUIS, LEBERT.
Maladies cancéreuses, LEBERT.
Maladies des enfants, BOUCHUT. — Les tom. V et VI de la *Bibliothèque du médecin praticien.*
Maladies de la peau, RAYER et CAZENAVE.
Maladies mentales, ESQUIROL.
Maladies nerveuses, SANDRAS.
Névralgie, VALLEIX.
Épilepsie, HERPIN.
Maladies des femmes. Les tom. I et II de la *Bibliothèque du médecin praticien*, par le docteur FABRE.

4 CHIRURGIE, PATHOLOGIE EXTERNE ET MÉDECINE OPÉRATOIRE.

Pathologie externe, BOYER, VIDAL (de Cassis).
Clinique chirurgicale, DUPUYTREN.
Maladies des voies urinaires, CIVIALE.
Maladies vénériennes, HUNTER, annoté par RICORD.
Maladies des yeux, DESMARRES, et le *Manuel de* VELPEAU.
Maladies des articulations, BONNET.
Maladies des oreilles, ITARD OU KRAMER.
Médecine opératoire, VELPEAU et MALGAIGNE.
Atlas de médecine opératoire, BERNARD et HUETTE.
Bandages et petite chirurgie, GERDY et JAMAIN.
Art du dentiste, MAURY.
Agents anesthésiques, BOUISSON (de Montpellier).

5° MATIÈRE MÉDICALE, THÉRAPEUTIQUE, PHARMACIE, HYGIÈNE, MÉDECINE LÉGALE.

Matière médicale et histoire des médicaments, GUIBOURT.
Thérapeutique, TROUSSEAU et PIDOUX.
Plantes médicinales, Flore médicale.
Dictionnaire de matière médicale, MÉRAT et DELENS.
Pharmacie, SOUBEIRAN, GUIBOURT.
Formulaire, BOUCHARDAT.
Vade mecum du médecin praticien, MOURE et MARTIN.
Hygiène, LEVY.
Médecine légale, ORFILA, BRIAND.
Toxicologie, ORFILA.
Signes de la mort, BOUCHUT.

Ce dernier ouvrage contient des détails administratifs dont la connaissance est indispensable au médecin praticien dans un grand nombre de circonstances.

6. OBSTÉTRIQUE.

Traité de l'art des accouchements, CHAILLY.

7° OUVRAGES ANCIENS, PHILOSOPHIE ET HISTOIRE MÉDICALES.

Les traités didactiques modernes suffisent en général aux élèves; mais le médecin praticien ne saurait se dispenser de l'étude des grands maîtres de l'art, ainsi que des ouvrages de philosophie et d'histoire médicales. Je me bornerai à la simple indication de ces livres immortels, sur lesquels tout a été dit. Je craindrais, en y ajoutant mes réflexions, de ternir par mes faibles paroles l'auréole de gloire qui les environne.

HIPPOCRATE, *OEuvres* traduites par Littré.

CELSE, *De re medica*, traduction par MM. Fouquier et Ratier.

ARÉTÉE, *De causis et signis morborum*.

AMBROISE PARÉ, *OEuvres complètes*, publiées par M. Malgaigne.

MORGAGNI, *De sedibus et causis morborum*.

J.-L. PETIT, *Traité des maladies chirurgicales*,

MÉMOIRES *de l'Académie royale de chirurgie*.

SYDENHAM, *Traité de médecine pratique*.

BAGLIVI, *Opera medica*.

CULLEN, *Traité de médecine pratique.*

STOLL, *Médecine pratique.*

BOERHAAVE, *Institutiones medicæ.* — *Commentaires sur les aphorismes,* par VAN SWIETEN.

FRANK, *Traité de médecine pratique,* édition publiée par Double.

CABANIS, *Rapports du physique et du moral de l'homme,* 8ᵉ édition, publiée par L. Peisse.

ROUSSEL, *Système physique et moral de la femme.*

ZIMMERMANN, *Traité de l'expérience.* — *De la dyssenterie.* — *La solitude.*

BROUSSAIS, *Histoire des phlegmasies.* — *Examen des doctrines médicales.* — *De l'irritation et de la folie.*

MUNARET. *Du Médecin des villes et du Médecin des campagnes, mœurs et science.* 2ᵉ édition, Paris, 1840. 1 vol. in-12.

Ce dernier ouvrage appartient à la littérature médicale contemporaine. C'est, selon moi, une œuvre de génie, dont la lecture vous vaudra dix années de pratique, et vous fera passer des heures délicieuses.

Pour les livres d'histoire de la médecine, voyez la notice bibliographique qu'on en a donnée dans cet ouvrage, page 44.

8° DICTIONNAIRES DE MÉDECINE.

L'étudiant comme le praticien doivent en avoir deux, un pour leur apprendre ou leur rappeler la signification des termes techniques, ce qui n'est pas d'une médiocre importance à notre époque de néologomanie ; l'autre, pour leur donner les éclaircissements dont ils peuvent avoir besoin sur-le-champ.

Les dictionnaires les plus en vogue aujourd'hui sont au nombre de trois : le *Dictionnaire de médecine* de Nysten pour la signification des termes ; le *Dictionnaire des dictionnaires* de Fabre, et le *Dictionnaire de médecine*, en 30 volumes.

Le premier n'a pas de rivaux ; le second, outre son bon marché, a l'avantage immense, selon moi, pour un dictionnaire, de donner à chaque article les opinions textuelles des praticiens les plus éminents, et cela avec indépendance. Le troisième est un assemblage de riches matériaux frappés au coin des plus pures doctrines de la Faculté et de l'Académie. On consulte toujours le *Dictionnaire de médecine et de chirurgie pratiques*, en 15 volumes, surtout pour les articles de chirurgie.

Je conseille donc le *Dictionnaire de médecine* de Nysten et le *Dictionnaire des dictionnaires* de Fabre.

9° JOURNAUX DE MÉDECINE ET DE CHIRURGIE. — REVUES, BULLETINS, ETC.

Je n'ai pu, dans aucun des chapitres précédents, trouver occasion de parler de la presse médicale. Cependant, je pense qu'outre les ouvrages didactiques que les élèves doivent lire et méditer dans le cours de leurs études, il est bon, il est utile et même nécessaire qu'ils lisent aussi les journaux de médecine, pour suivre, en s'instruisant, le mouvement progressif et continu de la sphère scientifique au milieu de laquelle ils commencent à vivre. D'ailleurs, personne aujourd'hui ne saurait rester indifférent au journalisme. C'est le roi de l'époque, et le plus puissant, en médecine comme en littérature et en politique. Cette puissance souveraine de la presse est une des belles, une des glorieuses conquêtes de notre civilisation, un des grands bienfaits de notre temps.

Mais si la lecture des feuilles médicales est déjà une nécessité pour l'étudiant, que sera-ce lorsque, devenu praticien, et relégué loin de Paris, il ne lui restera, dans sa solitude, que cette voie fraternelle de la presse pour lui apporter les bruits lointains de ce monde au milieu duquel il a vécu?

« J'ai vu, dit un de nos spirituels confrères, le praticien des campagnes qui conserve le souvenir et le goût de ses anciennes études arriver le soir à son logis; il descend de sa monture qui va prendre du repos; mais lui, il a beau avoir couru tout le jour et par monts et par vaux, il a beau être pressé par la faim et accablé par la fatigue, n'importe, le journal arrivé avant lui l'attendait; il se débottera plus tard. Il faut voir d'abord ce qui se passe dans le monde médical; peut-être aussi va-t-il trouver quelque lumière pour le diagnostique d'un cas obscur qui l'embarrasse, ou quelque heureux remède pour la cure d'une maladie qui a épuisé toute sa matière médicale. » (*Gaz. méd.*, 1837.)

Cela est exactement vrai : le journalisme, ce pain quotidien de la pensée, est pour nous, étudiants ou praticiens de la ville, un besoin ; pour le médecin de campagne, il est plus, il est un bienfait.

Voici les principales feuilles qui se partagent aujourd'hui le champ de la publicité médicale. Je n'en désigne aucune au jeune médecin ; son goût et son opinion doivent seuls diriger son choix.

La Gazette des Hôpitaux civils et militaires ou *Lancette française*, paraissant les mardis, jeudis et samedis. 30 fr. par an. MM. *Fabre* et *H. de Castelnau*, rédacteurs en chef.

Cette feuille, comme l'annonce son titre, publie tous les faits importants qui se présentent dans les hôpitaux. Elle recueille fidèlement les leçons cliniques de nos maîtres, et propage ainsi les bienfaits de l'enseignement : les séances des académies et des sociétés savantes y sont reproduites.

L'Union médicale, paraissant les mardis, jeudis et samedis. 30 francs par an. M. *Amédée Latour*, rédacteur en chef.

Ce journal continue la pensée féconde du Congrès. Il soutient avec indépendance la dignité de l'art, l'égalité confraternelle, tous les intérêts moraux et professionnels du corps médical. D'excellents mémoires sur toutes les branches de la science et de l'art, un compte rendu fidèle des cliniques et des académies, une appréciation toujours impartiale et juste des idées et des faits scientifiques, l'ont placé de bonne heure au premier rang de la presse médicale française.

La Gazette médicale de Paris, paraissant tous les samedis. 40 francs par an. M. *J. Guérin*, rédacteur en chef.

Ce journal, rédigé avec talent, publie des mémoires originaux et du plus haut intérêt sur toutes les questions importantes de la science et de la pratique. Bulletins, comptes rendus des Académies savantes et des sociétés de médecine ; revues des journaux français et étrangers, etc.

L'Abeille médicale, paraissant tous les mois. 6 francs par an pour Paris, 6 francs 50 cent. pour les départements. M. *Comet*, rédacteur en chef.

Ce journal est bien nommé. C'est une abeille, mais une abeille intelligente et laborieuse, qui apporte chaque mois à ses abonnés un excellent butin.

Revue médico-chirurgicale de Paris, sous la direction de M. *Malgaigne*. Un cahier de 64 pages tous les mois. Prix pour Paris : 12 francs, et franco, pour la France, 14 fr.

Vous y trouverez de la bonne science, positive, pratique et surtout bien écrite.

Un grand nombre d'autres journaux et revues périodiques existent encore dans ce brillant faisceau de la publicité médicale et scientifique. Plusieurs forment des Répertoires de mémoires originaux ou de monographies ; leurs titres indiquent les points spéciaux de la science et de l'art qu'ils embrassent. Tels sont :

Annales d'hygiène publique et de médecine légale.

Annales de chimie et de physique.

Annales des maladies de la peau et de la syphilis.

Annales médico-psychologiques.

Archives générales de médecine.

Bulletin de l'Académie nationale de médecine.

Bulletin général de thérapeutique.

Journal des connaissances médico-chirurgicales.

Journal de pharmacie et de chimie.

Journal de médecine et de chirurgie pratiques.

Journal des connaissances médicales, pratiques et de pharmacologie.

Revue clinique française et étrangère.

Revue médicale française et étrangère, etc., etc.

ARSENAL CHIRURGICAL

DU MÉDECIN PRATICIEN.

Le nombre des instruments de chirurgie est aujourd'hui immense. Aussi le jeune médecin est-il fort embarrassé pour choisir dans cet arsenal les seuls dont il aura besoin dans sa pratique.

« Il en est des instruments de la chirurgie comme des drogues, dit M. Munaret, les plus simples sont le plus souvent les meilleurs. »

C'est d'après ce principe que j'ai choisi dans le catalogue de notre habile et ingénieux fabricant, M. CHARRIÈRE, les instruments indispensables pour l'exercice de la chirurgie. Je pense que mes jeunes confrères me sauront gré d'en avoir indiqué les prix.

Je les classe d'après les différents genres d'opérations :

PETITE CHIRURGIE.

Il suffira de compléter la trousse déjà indiquée en y ajoutant un bistouri droit boutonné, un trocart explorateur, des aiguilles et des épingles à suture ; je conseille un portefeuille en maroquin pouvant contenir à la fois un agenda et les instruments ordinaires composant la trousse du médecin.

AMPUTATIONS.

	fr.	c.
1 tourniquet à deux pelotes. Prix	7	»
1 couteau à un tranchant grand modèle, beau poli..	5	»
1 couteau petit à deux tranchants, beau poli	5	»
1 fort bistouri fixe pour le périoste et la désarticulation des phalanges............	3	»
1 scalpel droit pointu	2	»
1 scalpel convexe.............................	2	»
1 grande scie à arbre avec deux lames dont une étroite qui remplace celle à phalanges à arbre....	18	»
1 petite scie à dos mobile au beau poli (modèle Charrière)...................................	5	»
1 scie à chaîne et à étau de M. Macrin.....	23	»
1 pince incisive au beau poli....	5	50
1 pince à ligature, à torsion d'artères, et porte-épingles à suture de M. Amussat	5	»
1 tenaculum fixe.... } pour ligature d'artères.....	2	»
1 aiguille de Cooper. }	2	»
4 aiguilles à sutures assorties et trempées en ressort.	1	50

On peut placer les couteaux et les scalpels composant l'appareil d'amputation dans une boîte comparmentée et en chêne, de........................ 3 50

TRÉPAN.

	fr.	c.
1 arbre de trépan avec sa pyramide servant de perforatif...		
1 exfoliatif...	28	»
1 couronne avec curseur (modèle Charrière)		
1 tirefond indépendant...	5	»
1 élévatoir à rugine...	3	»
1 brosse pour nettoyer la couronne...	1	»

PONCTIONS, HYDROCÈLE.

1 trocart grosseur moyenne servant à divers usages, hydrocèle et paracenthèse, canule et gaîne protectrice de la pointe, en argent...	5	50
1 trocart courbe pour la ponction de la vessie, canule et gaîne de même...	8	»
1 seringue à trois anneaux, n° 4, tige graduée, en étain, piston à double parachute (modèle Charrière), canule à oreilles et partie en maillechort...	8	»
1 canule conique à oreille pour recevoir la sonde œsophagienne et toutes sortes de canules en gomme pour injections...	1	»

TRACHÉOTOMIE.

2 canules doubles et à pivot de MM. Trousseau et Bourgelat, en argent, de deux grosseurs variées...	22	»
1 éponge montée sur une baleine...	1	»
1 écouvillon...	1	»

AMPUTATION DES AMYGDALES.

1 érigne double à curette...	3	»

Ce seul instrument avec le bistouri long, boutonné, suffit pour cette opération.

CORPS ÉTRANGERS DANS L'OESOPHAGE.

	fr.	c.
1 sonde œsophagienne	2	»
1 crochet œsophagien en argent, monté sur baleine, et une éponge pour extraire ou au besoin repousser un corps étranger.....................	5	»

POLYPES.

	fr.	c.
1 pince à polypes droite.....................	4	»
1 serre-nœud simple.....................	2	50

OPÉRATIONS SUR LES VOIES URINAIRES.

	fr.	c.
1 sonde fine d'enfant, mais assez longue pour homme dans les cas de rétrécissements à fortes parois, en argent	4	50
6 sondes élastiques de première qualité............ (Il y en a à trois fr. la douzaine).	4	50
6 bougies coniques première qualité...............	4	50

FISTULES A L'ANUS.

	fr.	c.
1 gorgeret en ébène.....................	2	»

MALADIES DES FEMMES.

	fr.	c.
1 speculum bivalve de M. Ricord, en maillechort, charnière en acier et monté à vis...............	10	»

PESSAIRES.

	fr.	c.
6 pessaires ou gimblettes en gomme forme ronde et ovale, assortis de grandeur.....................	6	»

ACCOUCHEMENTS.

	fr.	c.
1 forceps manche taillé en lime, au choix de l'acquéreur (trempé en ressort).....................	23	»

	fr.	c.
1 ciseau de Smellie avec gaine protectrice (modèle de MM. Chailly et Charrière)......................	11	»
1 céphalotribe au choix de l'acquéreur, avec mode de pression au moyen d'une chaîne à engrenage que M. Charrière vient de modifier, et qui est très-simple et solide	40	»
1 tube laryngien en argent.....................	5	»

OPÉRATIONS SUR LES DENTS.

1 sonde à manche	1	50
1 déchaussoir..	1	50
1 clef de Garengeot avec quatre crochets variés, dont un pour racines..................................	4	»
1 davier droit branches taillées en lime.............	3	»
1 davier courbe branches taillées en lime............	3	»
1 levier ou langue de carpe.......................	2	»

On peut, si on le désire, placer ces instruments dans une trousse de quatre à six francs.

VENTOUSES.

Verres à ventouses assortis à 30 c. la pièce.

1 scarificateur à huit lames divergentes, ressort en barillet de pendule (modèle Charrière)............	12	»
1 pompe à sein, verre et tuyau, et embouchure pour aspirer avec la bouche............................	3	»

Cet arsenal, tout petit qu'il est, puisqu'il ne comprend qu'une cinquantaine d'instruments, suffit largement aux éventualités ordinaires de la chirurgie. J'ai omis à dessein tous les instruments destinés aux opérations délicates, telles que celles qui se pratiquent sur les yeux, les oreilles, la lithotritie, etc., parce que ces opérations sortent de la pratique commune, et laissent au chirurgien le temps de se pourvoir des instruments spéciaux qui les concernent.

PHARMACIE DU MÉDECIN DE CAMPAGNE.

USTENSILES NÉCESSAIRES A LA PRÉPARATION DES MÉDICAMENTS.

Un mortier en biscuit avec son bistortier, affecté à la trituration des corps friables.

Deux petits mortiers en verre avec pilon.

Un petit mortier de marbre avec un pilon en bois réservé à la confection des loochs, juleps, mucilages et pulpes non colorées.

Un pilulier à 24 divisions.

Un petit trébuchet pour le dosage de la substance médicamenteuse.

Capsules à manche en bois, fond plat et à bec.

Une passoire en fer battu, étamée et à pertuis très-fins.

Un petit assortiment de spatules en fer, en os ou en ivoire.

Une spatule à grain pour la division de l'émétique en paquet de 0,05 centigrammes.

Une grosse de boîtes assorties pour contenir les pilules.

Un assortiment de fioles depuis 4 grammes jusqu'à 250 grammes.

Un aréomètre de Gay-Lussac pour s'assurer du degré de son alcool dans les préparations.

Une série d'entonnoirs depuis un litre jusqu'à 125 grammes.

Un support pour les filtrations.
Une lampe à alcool.

SUBSTANCES MÉDICINALES (1).

Acide acétique.
— azotique concentré.
— citrique.
— hydrochlorique.
— sulfurique.
— tartrique.
— tannique.
Acétate de plomb.
Aloès.
Alcool de vin.
Antimoine diaphorétique.
Ammoniaque liquide
Assa fœtida.
Azotate de potasse pulvérisé.
— d'argent fondu et cristal-
lisé.
Bi-carbonate de soude.
Borate de soude.
Camphre.
Caustique de Vienne.
— de Filhos.
Cire blanche.
Chlorhydrate de morphine.
Chlorure de chaux sec et liquide.
— d'antimoine.
— de mercure (proto).
— de mercure (bi).
Chloroforme.
Créosote.
Copahu.
Corne de cerf calcinée.
Crème de tartre soluble.
Cubèbe.

Dextrine.
Diachylum sur toile.
Diascordium.
Eau distillée.
Emplâtre de ciguë.
— de Vigo cum mercu-
rio.
— vésicatoire.
Essence de menthe.
Ether sulfurique.
Extrait de belladone.
— d'ipécacuanha.
— d'opium.
— de pavots blancs.
— de digitale.
— de laitue (thridace).
Fer porphyrisé.
— réduit par l'hydrogène.
Follicules de séné.
Graisse purifiée (axonge).
Huile de croton tiglium.
— d'amandes douces.
— de ricin.
Iodure de potassium.
— de mercure (proto).
— de plomb.
Kermès minéral.
Laudanum de Rousseau.
— de Sydenham.
Lycopode.
Magnésie anglaise.
Musc.
Oxyde rouge de mercure.

(1) Toutes les substances indiquées dans ce catalogue se trouvent, à l'état de pureté parfaite, dans l'officine de M. Laboureur, ex-pharmacien des hôpitaux, rue Saint-André-des-Arts, 6, aux prix ordinaires du commerce.

Oxyde de fer.	Quinquina gris.
Pastilles de Vichy.	Roses de Provins.
Masses pilulaires d'Anderson.	Scammonée.
— de belloste.	Seigle ergoté.
— de cynoglosse.	Semen contra.
— de méglin.	Sous-nitrate de bismuth.
— de Sédillot.	Sulfate d'alumine et de potasse.
Poudres de cantharides.	— de cuivre.
— gomme arabique.	— de fer.
— gomme adragante.	— de magnésie.
— gomme-gutte.	— de soude.
— jalap.	Strychnine.
— d'ipécacuanha.	Teinture de colchique.
— réglisse.	— végétale.
— rhubarbe.	— scille.
Poix de Bourgogne.	Tartrate de potasse et de fer.
Quinquina jaune.	

Je conseille aux jeunes médecins qui devront s'établir dans les localités où il est nécessaire que le praticien débite lui-même les médicaments qu'il prescrit, de ne pas quitter Paris sans avoir pris quelques leçons de manipulations pharmaceutiques. Ils devront s'adresser pour cela à M. LABOUREUR, ex-pharmacien des hôpitaux, rue Saint-André des Arts, n° 6, qui, en moins d'une dizaine de leçons données dans son laboratoire, leur enseignera tout ce qu'il est nécessaire de connaître pour bien préparer les médicaments (1).

(1) Voyez pour toutes les questions légales qui se rattachent à la vente et à la préparation des médicaments par les médecins de campagne, le *Manuel légal des pharmaciens et des élèves en pharmacie* de M. Guibourt, professeur à l'École de pharmacie. Paris, 1852, in-12.

SECONDE PARTIE.

Ainsi que je l'ai dit dans l'introduction, j'ai choisi parmi tous les règlements universitaires, ceux actuellement en vigueur et dont la connaissance est rigoureusement indispensable à tout élève en médecine. J'ai omis volontairement tous ceux qui m'ont paru inutiles et plutôt propres à jeter dans l'esprit l'incertitude et l'obscurité qu'à guider sûrement l'élève dans les détails administratifs de la Faculté. J'ai modifié le style des articles toutes les fois que je l'ai cru nécessaire pour la clarté. Mais, tout en changeant la lettre, j'en ai religieusement conservé l'esprit.

On trouvera à la fin de cette seconde partie deux chapitres spéciaux et entièrement nouveaux, l'un concernant la chirurgie militaire, dont l'organisation a été depuis peu profondément modifiée, et l'autre concernant la chirurgie de marine. Ces deux chapitres, que nous devons à l'obligeance de deux confrères honorablement placés dans ces corps, renferment, en outre des conditions à remplir par les élèves pour être admis soit dans la chirurgie militaire, soit dans la chirurgie de marine, une appréciation exacte des avantages et des inconvénients de chacune de ces deux carrières, avec tous les détails qui peuvent intéresser ceux qui s'y destinent.

CHAPITRE PREMIER.

INSCRIPTIONS. — DURÉE DES ÉTUDES POUR LE DOCTORAT EN MÉDECINE.

I. — Nul ne peut être admis à prendre sa première inscription dans une Faculté de médecine, à quel titre que ce soit, s'il n'est bachelier ès lettres.

II. — Le diplôme de bachelier ès sciences physiques n'est exigé que pour prendre la cinquième inscription.

III. — Seront dispensés de l'obligation du baccalauréat ès sciences les étudiants en médecine qui, en prenant leur cinquième inscription, déclareront n'aspirer qu'au titre d'officier de santé ; mais ladite inscription et celles qu'ils continueront à prendre dans le même but ne seront dans aucun cas admises à leur compter pour le doctorat en médecine.

IV.—Le temps d'études nécessaire pour être apte à obtenir le grade de docteur est de quatre années. — Ce temps se témoigne légalement par là prise des inscriptions au nombre de seize.

V. — Les inscriptions se prennent de trois en trois mois, de la manière suivante : l'élève en dépose le prix dans la *première quinzaine* de chaque trimestre ; puis il revient dans la *dernière quinzaine* du même trimestre faire acte de présence. Faute de remplir cette formalité, l'inscription est perdue, et le prix en est imputé à l'inscription du trimestre suivant.

VI. — Pour prendre la première inscription du doctorat, l'élève doit produire :

1° Son acte de naissance ;

2° Le consentement de son père ou de son tuteur, s'il a moins de vingt et un ans.

3° Le diplôme de bachelier ès lettres ;

4° Un certificat de bonnes vie et mœurs ;

5° Un répondant, si son père ou son tuteur n'habite pas dans la ville. Le domicile du répondant est le domicile de droit de l'élève. Un maître d'hôtel garni ne peut servir de répondant que du consentement écrit du père ou du tuteur.

VII. — L'élève, accompagné de son répondant, se présente au secrétariat de la Faculté de une heure à deux. Il y dépose ses papiers, et son répondant écrit sur un registre la déclaration qui lui est demandée. Le lendemain, l'élève revient seul, verse le prix de son inscription, et en reçoit une quittance, ainsi qu'une feuille de relevé d'inscriptions.

VIII. — La première inscription pour le doctorat ne peut être prise que dans le premier trimestre de l'année scolaire, c'est-à-dire en novembre. Toutefois, le ministre peut autoriser, pour des motifs graves, à la prendre au trimestre de janvier. Mais jamais cette autorisation ne peut s'étendre aux deux autres trimestres.

IX. — Le prix des quinze premières inscription est de 50 francs chacune : la seizième ne coûte que 35 francs.

X. — Les cinquième, sixième et septième inscriptions ne se payent chacune que 30 francs, à cause de la déduction faite sur elles des 60 francs versés par l'élève à la Faculté des sciences pour obtenir le titre de bachelier ès sciences physiques.

XI. — Personne ne peut prendre inscription pour un élève. Celui qui prendrait inscription pour un de ses camarades encourrait la perte de ses inscriptions, sans préjudice des poursuites judiciaires dont il serait l'objet pour le faux qu'il aurait commis.

———

CHAPITRE II.

EXAMENS.

I. — Les examens se divisent en deux séries d'actes : les examens dits de *fin d'année*, au nombre de trois ; les examens de *réception*, au nombre de cinq, la thèse non comprise.

EXAMENS DE FIN D'ANNÉE (1).

II. — A partir du 1er novembre 1846, les élèves en médecine qui prendront une première inscription passeront un examen à la fin de la première, de la deuxième et de la troisième année d'études.

III. — Ces examens, dits examens de fin d'année, porteront sur les matières qui auront fait l'objet des cours des années correspondantes, c'est-à-dire, le premier examen, sur la physique, la chimie et l'histoire naturelle ; le deuxième, sur l'anatomie et la physiologie ; le troisième, sur la pathologie interne et externe.

(1) Ces examens ont été institués en vertu d'un arrêté du ministre de l'instruction publique en date du 7 septembre 1846.

IV. — Quatre élèves seront interrogés à chaque examen. Le jury d'examen se composera de deux agrégés et d'un professeur président. Le résultat de l'examen devra être soumis à la sanction de la Faculté.

V. — Les examens de fin d'année devront commencer du 15 juillet au 1ᵉʳ août. Les élèves refusés à ces examens seront ajournés au mois de novembre suivant, et ne recevront l'inscription de ce trimestre qu'autant qu'ils auront recommencé l'épreuve et l'auront soutenue d'une manière satisfaisante.

VI. — Tout élève déjà refusé au mois d'août qui le serait une seconde fois en novembre devra être ajourné à la fin de l'année scolaire, et ne pourra prendre aucune inscription pendant tout le cours de cette année, à moins d'une autorisation spéciale délivrée par le grand maître en conseil, et accordant un nouveau délai pour l'examen. Cet élève ne pourra prendre ses inscriptions, l'année suivante, qu'autant qu'il aura passé ses examens de fin d'année d'une manière satisfaisante.

VII. Tout élève qui ne se sera pas présenté au mois d'août pour subir l'examen de fin d'année ne pourra être admis à subir cet examen au mois de novembre suivant qu'après justification d'empêchement légitime, dûment constaté par le doyen de la Faculté.

Tout élève qui ne se sera présenté ni au mois

d'août ni au mois de novembre pour soutenir l'examen de fin d'année sera ajourné à la fin de l'année scolaire, et ne pourra prendre aucune inscription pendant tout le cours de cette année.

VIII. — Les élèves des écoles préparatoires de médecine et de pharmacie qui auront soutenu, dans les écoles, les deux examens de fin d'année, correspondant à la première et à la seconde année d'études, et qui y auront satisfait, seront dispensés de soutenir de nouveau ces examens devant les Facultés.

Les élèves qui auront soutenu dans les écoles préparatoires les examens de fin d'année correspondant à la troisième et à la quatrième année d'études seront astreints à soutenir de nouveau ces examens devant les Facultés lorsqu'ils se présenteront pour convertir les inscriptions d'école en inscriptions de Faculté.

EXAMENS DE RÉCEPTION.

IX. — Les examens de réception, ainsi que la thèse, ne pourront être soutenus qu'après la seizième inscription révolue, suivant l'ordre prescrit par l'art. 5 de la loi du 10 mars 1803 (19 ventôse an xi). Pour ces épreuves, les jurys d'examen et les séries d'élèves resteront composés comme par le passé.

X. — Toutefois, les élèves qui ont pris leur première inscription *avant le* 1er *novembre* 1846, et qui, par conséquent, ne sont pas soumis aux examens de fin d'année, continueront à subir leurs épreuves d'après les anciennes dispositions, savoir :

XI.—Le PREMIER EXAMEN, après la quatrième inscription, sur l'histoire naturelle, la physique médicale, la chimie médicale et la pharmacie.

XII.—Le DEUXIÈME EXAMEN, après la douzième inscription, sur l'anatomie et la physiologie.

XIII.—Le TROISIÈME EXAMEN, après la seizième inscription, sur la pathologie interne et externe et sur les opérations.

XIV.—Le QUATRIÈME EXAMEN, sur l'hygiène, la médecine légale, la matière médicale et la thérapeutique.

XV.—Le CINQUIÈME EXAMEN, sur la clinique interne, la clinique externe et les accouchements.

XVI.—Le prix de chaque examen est de 30 fr.

XVII.—Les élèves, pour être admis à subir le premier examen, doivent avoir quatre inscriptions, et présenter le diplôme de bachelier ès sciences physiques.—Il est bien entendu que cette disposition et les deux suivantes ne s'appliquent qu'aux élèves qui ont pris leur première inscription avant le 1er novembre 1846.

XVIII.—Ils ne peuvent prendre la cinquième inscription qu'après avoir satisfait à ce premier examen.

XIX.—Ils ne peuvent prendre la treizième inscription qu'après avoir satisfait au deuxième examen. Les trois derniers examens et la thèse ne peuvent être soutenus qu'après la seizième inscription révolue.

XX.—Les élèves qui ont pris leur première inscription *le 1er novembre* 1846 *ou après cette époque* ne subiront, ainsi qu'il est dit plus haut, leurs examens de réception qu'après la seizième inscription révolue. Ces examens auront lieu suivant l'ordre prescrit par l'art. 5 de la loi du 10 mars 1803, qui est le suivant :

XXI.— Premier examen. Anatomie, physiologie, avec une épreuve de dissection.

Deuxième examen. Pathologie interne et externe avec opérations.

Troisième examen. Histoire naturelle médicale, physique médicale, chimie médicale et pharmacie.

Quatrième examen. Hygiène, médecine légale, matière médicale et thérapeutique.

Cinquième examen. Clinique interne, clinique externe, accouchements.

XXII.—Les consignations pour examens ou thèses se font au secrétariat de la Faculté les lundi, mercredi et vendredi de chaque semaine, de dix heures à midi. Pendant les quatre quinzaines où se reçoivent à cette même heure les inscriptions trimestrielles, elles ont lieu de deux heures à trois.—Cette disposition, ainsi que toutes celles qui suivent jusqu'à la fin du chapitre, s'appliquent aux examens de tous les élèves indistinctement, quelle que soit la date de leur première inscription.

XXIII.— Le prix de chaque examen est de 50 fr. L'élève doit l'acquitter en consignant.

XXIV.— Les candidats sont classés dans l'ordre alphabétique pour être examinés. Ils sont interrogés l'un après l'autre, pendant trois quarts d'heure, à chaque examen, par trois juges, dont deux professeurs et un agrégé. Le plus ancien des deux professeurs est président de l'acte.

XXV.— Les décisions des jurys d'examen doivent, pour être absolues, être sanctionnées par la Faculté, qui s'assemble à cet effet le jeudi à trois heures, de quinze jours en quinze jours. Elles sont alors publiées par une affiche manuscrite, placée dans la première salle des bureaux.

XXVI.— Lorsqu'un élève est refusé, il est ordinairement ajourné à trois mois pour subir de nouveau le même examen. Cet ajournement peut s'élever à un an ; mais bien rarement cette disposition rigoureuse est appliquée.

XXVII.— L'élève ajourné à un examen ne peut, sans autorisation spéciale du ministre, subir cet examen devant une autre Faculté. Aussi, oblige-t-on les élèves en consignant de déclarer, par écrit, qu'ils ne se sont pas déjà présentés à la même épreuve devant une autre Faculté, et qu'ils n'ont pas été ajournés.

XXVIII. — L'élève qui repasse un examen acquitte de nouveau le droit de présence des examinateurs, qui est de 30 fr.

THÈSE.

XXIX. — Cette dernière épreuve consiste :

1° En une dissertation imprimée dont le sujet a été choisi par le candidat, soit sur les propres observations médicales ou chirurgicales qu'il a faites, soit dans une série de questions spéciales que la Faculté a rédigées à cet effet ;

2° En une argumentation verbale sur le sujet de la dissertation et sur quatorze questions correspondant aux diverses branches des sciences médicales, tirées au sort par le candidat, et transcrites sans développement à la suite de la thèse imprimée.

XXX. — Le sujet de la thèse, ainsi que les quatorze questions orales, doivent être pris et indiqués après la douzième inscription.

XXXI. — Lorsque le candidat veut soutenir sa thèse, il en dépose le manuscrit au secrétariat. Un président lui est désigné par le doyen. Ce président examine le manuscrit pour en garantir les opinions émises en ce qui touche seulement la religion et les mœurs. Si le contexte lui paraît propre à former la

matière du sixième examen, le manuscrit est envoyé
à l'impression.

XXXII.—L'élève, en consignant pour sa thèse,
verse au secrétariat la somme de 165 fr., savoir :
65 fr. pour droit de présence des examinateurs, et
100 fr. pour le sceau du diplôme.

XXXIII. —Le nombre des exemplaires de la thèse
que le candidat doit déposer à la Faculté est de
cent. L'imprimeur désigné par la Faculté est M. Ri-
gnoux, rue des Fossés-Monsieur-le-Prince, n° 31.

XXXIV.—Le jury d'examen chargé de l'argumentation de la thèse se compose de quatre examinateurs, y compris le président, savoir : deux
professeurs et deux agrégés. Le président a voix
prépondérante en cas d'égalité des suffrages.

XXXV. — Pour soutenir sa thèse, le candidat se
revêt de la robe. Il doit 3 fr. au garçon du vestiaire
pour la location de cette robe.

XXXVI. — Le diplôme est délivré par le grand
maître de l'Université.—Il n'est remis à l'impétrant
qu'après que celui-ci y a apposé sa signature et en a
porté le récépissé sur un registre.

XXXVII.—Lorsque le candidat quitte Paris avant
la délivrance de son diplôme, il doit, pour le recevoir de l'autorité académique la plus voisine du lieu
où il réside, en signer la demande et porter exactement son adresse sur un registre ouvert à cet effet
au secrétariat. Le diplôme est alors envoyé au

ministère pour être transmis à l'autorité académique
du lieu où il réside, et qui le lui délivre. Cette expé-
dition du diplôme se fait gratuitement.

XXXVIII.—La thèse que le candidat, après sa réception, répand dans le public doit être exactement
conforme au manuscrit soumis à l'examen du président. S'il en était autrement, son diplôme ne lui serait pas délivré, et il ne serait admis à soutenir sa
thèse que sur un autre sujet et après un délai plus
ou moins long fixé par l'Université.

XXXIX. — Les opinions émises dans une thèse
sont propres aux candidats. La Faculté n'entend leur
donner ni approbation ni improbation.

XL. — La dédicace ne peut être faite à aucune
autre personne qu'à un parent, sans la double approbation de la Faculté et de la personne à qui elle
s'adresse.

XLI. —Tout docteur en médecine qui veut joindre
à son premier titre celui de *docteur en chirurgie*,
doit subir un nouveau cinquième examen, et soutenir une seconde thèse sur un sujet chirurgical. Les
frais sont de 320 fr., savoir : 100 fr. pour l'examen
et 220 fr. pour la thèse, y compris le droit de sceau
de diplôme.

CHAPITRE III.

STAGE.

I.—Nul ne peut obtenir le grade de docteur dans une des Facultés de médecine de France s'il n'a suivi pendant une année au moins, soit en qualité d'externe, soit comme simple élève en médecine, le service d'un hôpital.

II.—Le stage prescrit commence pour les élèves après leur huitième inscription prise.

Les élèves qui ont obtenu au concours le titre d'externe peuvent faire compter leur temps de stage dans un hôpital à dater de leur entrée en exercice en ladite qualité.

III.—Pour obtenir les 9ᵉ, 10ᵉ, 11ᵉ et 12ᵉ inscriptions, l'élève doit produire au *commencement* des trimestres correspondants à ces inscriptions un certificat de l'administration des hôpitaux, constatant

qu'il est attaché à un service, et à la *fin* de ces mêmes
trimestres, un certificat délivré par le chef de service et visé par le directeur de l'hôpital, constatant
que l'élève a fait son service régulièrement.

IV. — L'élève stagiaire dans un hôpital pourra
prendre, le 30 août seulement, l'inscription de juillet, sur la présentation d'un certificat de son chef de
service : il obtiendra de même l'inscription de novembre en en présentant un à la fin de décembre.

EXTERNAT ET INTERNAT.

J'ai dit plus haut que la seule source d'instruction
médicale pratique, et par conséquent le seul moyen
de devenir médecin, consiste dans l'étude clinique,
c'est-à-dire l'observation au lit des malades dans les
hôpitaux.

Je ne saurais donc trop recommander aux élèves
de se préparer de bonne heure au concours de l'externat et de l'internat, dont voici les conditions :

I. — Tous les élèves en médecine, nationaux et
étrangers, ont la faculté de puiser l'instruction pratique dans les hôpitaux.

II. — Ils peuvent être admis dans les divers services de médecine et de chirurgie, d'abord comme
externes, ensuite comme internes : ces places sont
données au concours.

III. — Deux concours sont ouverts chaque année au chef-lieu de l'administration des hôpitaux, place du parvis Notre-Dame, l'un pour la nomination aux places d'externes, l'autre pour la nomination aux places d'internes, et pour les prix à décerner aux élèves externes.

Externat.

IV. — Le concours pour l'*externat* a lieu au mois de novembre. Pour y être admis il faut, quinze jours au plus tard avant l'ouverture, déposer :

1º Son acte de naissance, constatant qu'on a accompli sa dix-huitième année ;

2º Un certificat de vaccine ;

3º Un certificat de bonnes vie et mœurs ;

4º Le certificat d'une inscription au moins prise à l'une des Facultés de médecine.

V. — Les épreuves de ce concours consistent en une épreuve verbale, après réflexion, et une composition par écrit.

Pour l'épreuve verbale il est accordé dix minutes au plus à chaque concurrent.

Pour la composition écrite, de deux à quatre heures.

L'épreuve verbale et la composition écrite roulent sur quelques questions très-élémentaires d'anatomie, de physiologie, de pathologie et de petite chirurgie (1).

(1) L'administration des hôpitaux n'ayant pas publié de pro-

VI. — La durée de l'externat est de trois années.
Les externes de deuxième et troisième années doivent, sous peine d'être considérés comme démission-

gramme officiel pour les questions de ce concours, je pense rendre service aux candidats en leur donnant ici la liste de toutes les questions qui ont été faites par le jury et recueillies dans plusieurs concours précédents. C'est d'après les indications de cette liste que je fais chaque année au mois d'octobre le cours préparatoire à l'externat dont j'ai parlé à la page 152 de cet ouvrage.

Questions d'anatomie.

Description de la vertèbre.
Caractères de la vertèbre cervicale.
Caractères de la vertèbre dorsale, de la vertèbre lombaire.
Caractères de l'atlas et de l'axis.
De la colonne vertébrale en général.
Du sacrum.
De l'os coxal.
Du bassin en général.
Du sternum.
De la clavicule.
De l'omoplate.
Des côtes. — Du thorax en général.
De l'humérus.
Du radius.
Du cubitus.
Squelette des doigts.
Énumération et rapports des os du carpe.
Du fémur.
Du col du fémur.
Du tibia.
Du péroné.
Énumération et rapports des os du tarse.

Du métatarse.
Malléole externe.
Du crâne en général.
Surface interne du crâne.
Du crâne considéré comme région de la colonne vertébrale.
De la face en général.
Régions postérieures et antérieures de la face.
Du frontal.
De l'os occipital.
Du pariétal.
Du maxillaire supérieur.
Fosses nasales.
Paroi externe des fosses nasales.
Composition de l'orbite.
Maxillaire inférieur.
Description de la dent.
Dents molaires, incisives, canines.
Énumération des parties qui composent la base du crâne.
Cartilages costaux.
Articulation de la colonne vertébrale avec la tête.
Articulation temporo-maxillaire.
— scapulo-humérale.
— scapulo-claviculaire
— du coude.
— cubito et radio-carpienne.

naires et, comme tels, privés du droit de continuer leur service dans les hôpitaux, se présenter au concours de l'internat.

Articulation huméro-cubitale.
—   des os du bassin.
—   coxo-fémorale.
—   du genou.
—   tibio-tarsienne.
—   des vertèbres entre elles.
Articulations des côtes.
Muscles qui s'insèrent à l'omoplate.
Énumération des muscles de l'avant-bras.
Énumération des muscles de la jambe.
Énumération des muscles qui s'insèrent au fémur.
Énumération des muscles qui s'insèrent au maxillaire inférieur.
Énumération des muscles qui s'insèrent à l'humérus.
Énumération des muscles du pied.
Énumération des muscles de l'abdomen.
Muscles de la main.
Muscle occipito-frontal.
—   temporal.
—   sterno-cléido-mastoïdien.
—   diaphragme.
Rapports du rectum avec le sacrum.
Rapports et position du foie.
Organes contenus dans l'abdomen.
Parties constituantes du cœur.
—   de l'œil.

Peau, derme, ongles, épiderme, poils.
Tissu cellulaire sous-cutané.
Cavité buccale.
Artère temporale.
—   humérale.
Énumération des artères qui naissent de l'aorte.
Artère fémorale.
Artères de la jambe.
Veine jugulaire externe.
—   saphène.
Veines du pli du bras.
Nerf sciatique.
Région temporale.

Questions de petite chirurgie.

Sinapisme.
Vésicatoire.
Cautérisation.
Moxa.
Séton.
Accidents qui accompagnent ou suivent son application.
Cautère.
Cataplasme.
Saignée en général.
Accidents de la saignée.
Saignée du cou, du bras, du pied.
Ventouses.
Application des sangsues.
Artériotomie.
Moyens d'arrêter les hémorragies.
Acuponcture.
Scarification.
Positions du bistouri.

VII. — Les fonctions des externes consistent :

1° A suivre toutes les visites des chefs auxquels ils sont attachés.

2° A assister aux consultations gratuites lorsqu'ils sont désignés pour ce service.

3° A tenir les cahiers de visite, et à en faire des relevés, mais sous la surveillance et la responsabilité des internes.

Incisions en général.	Abcès en général.
Extraction des dents, molaires, incisives et canines.	Abcès par congestion.
Mèches dans le rectum.	Signes de la carie,
Nœud de l'emballeur.	— de la nécrose,
Bandage compressif de la jambe.	Panaris.
— — du genou.	Carie dentaire.
Fractures en général.	Anthrax, furoncle, pustule maligne, phlegmons circonscrits et diffus.
Fracture de l'humérus.	
— des deux os de la jambe.	Charbon.
— du péroné.	Pourriture d'hôpital.
— des côtes.	Morsures venimeuses.
Luxations en général.	Hémorroïdes.
Luxation de l'articulation scapulo-humérale.	Épistaxis.
— temporo-maxillaire.	Tamponnement des fosses nasales.
Appareil nécessaire à l'amputation de la cuisse.	Tumeur lacrymale.
Bandage de Scultet.	Torticolis.
Plaies en général.	Entorse.
Plaies par armes à feu.	Érysipèle.
Plaies de la tête.	Rhumatisme articulaire.
Pansement de ces plaies.	Hydartrose.
Plaies par instruments tranchants.	Anévrisme variqueux.
	Tumeur blanche du genou.
	Aphthes.
Réunion par première intention.	Syncope.
	Vomissements.
Contusions.	Ascite.
Brûlures.	Paracentèse.
Gangrène.	Gale,
Pansement des ulcères.	Érysipèle de la face.

4° A faire les pansements, les saignées et les autres opérations de petite chirurgie. — A faire les autopsies concurremment avec les internes, lorsqu'ils sont désignés pour ce service.

5° Dans les hôpitaux auxquels sont attachés moins de trois internes, le service de garde est partagé par les élèves externes.

VIII. — Pendant leur première année, les élèves externes sont tenus de faire le service dans les hôpitaux excentriques, qui sont au nombre de dix, savoir :

Hôtel-Dieu (annexe).   Enfants-Malades.
Saint-Antoine.   Maison royale de santé.
Necker.   Vieillesse (hommes).
Beaujon.   Vieillesse (femmes).
Saint-Louis.   Incurables (hommes).

Une somme de 300 francs est allouée à chacun des chefs de service de ces établissements pour être répartie par lui entre le nombre de ses externes.

Internat.

IX. — Le concours pour *l'internat* et les prix à décerner aux élèves externes a lieu au mois d'octobre. Pour y être admis, il faut produire : 1° Un certificat constatant un service en qualité d'externe au moins depuis le 1er janvier précédent, sans interruption motivée ;

2° Des certificats délivrés par les médecins ou

chirurgiens et par les directeurs des maisons dans lesquelles on a fait le service en qualité d'externe, constatant son exactitude et sa bonne conduite.

X. — Les épreuves se divisent en deux séries ; celles de la première sont communes à tous les concurrents ; elles ont pour objet d'établir leur admissibilité au concours. Les épreuves de la deuxième série sont subies seulement par les candidats qui ont été déclarés admissibles.

XI. — Après la première épreuve, le jury dresse la liste des candidats admissibles, par ordre alphabétique, laquelle devra présenter un nombre de concurrents égal au triple des places mises au concours.

XII. — Les deux séries d'épreuves se composent, la première, celle de l'admissibilité, d'une question écrite ; la seconde, d'une question orale. — Deux à quatre heures sont accordées pour la composition écrite ; dix minutes pour la préparation de la question orale. Ces épreuves roulent sur l'anatomie, la physiologie, la pathologie et la thérapeutique.

XIII. — Les opérations du concours terminées, le jury procède au classement définitif, par ordre de mérite, des élèves qui ont été admis à concourir, et, par suite, les prix, accessits et mentions sont décernés aux quatre premiers élèves dans l'ordre de leur nomination.

XIV. — Les élèves nommés internes entrent en

fonctions le 1er janvier de l'année suivante. Les premiers parmi ceux qui ont échoué forment une *réserve* composée d'un certain nombre d'internes *provisoires*, destinés à remplacer, d'après leur ordre d'inscription sur la liste, les internes, qui, pendant le cours de l'année, viendraient à manquer dans les divers services.

XV. — Un concours pour les prix des élèves internes s'ouvre chaque année au 1er août : ce concours est obligatoire pour tous les internes.

Les épreuves de ce concours se divisent en épreuves d'admissibilité et en épreuves définitives.

Les premières se composent : 1° d'un mémoire manuscrit, lequel doit être déposé au secrétariat de l'administration des hospices, au plus tard le 1er août, sur un sujet médical ou chirurgical au choix de l'élève, mais portant nécessairement sur les observations qu'il aura dû recueillir au lit des malades pendant toute la durée de son service ; 2° en une épreuve orale subie au commencement de novembre.

Les secondes consistent en une question écrite que doivent traiter les candidats admis, au nombre de douze seulement.

XVI. — Les internes sont nommés pour deux ans ; mais à l'expiration de ce délai, ils peuvent être continués pendant une nouvelle année par le conseil général des hôpitaux.

La durée de l'internat peut encore être prolongée, savoir : de deux ans pour celui qui aura obtenu la médaille d'or, et d'une année pour cinq autres internes qui se seraient distingués au concours des prix.

XVII. — Les émoluments annuels des élèves internes sont fixés pour ceux de première année à 400 francs, et pour ceux de deuxième et de troisième année à 500 francs : ils sont logés. L'élève de garde est nourri.

XVIII. — Ils doivent suivre exactement les visites de leurs chefs de service, et assister aux consultations gratuites.

XIX. — Ils rédigent les registres d'observations, tiennent les cahiers de visite ou en surveillent la rédaction quand les externes en sont chargés.

XX. — Ils font les saignées, appliquent les scarificateurs et tous les autres pansements de quelque importance. Dans l'intervalle des visites, ils doivent une ou plusieurs fois surveiller les malades qui leur sont indiqués par les chefs. Les internes en chirurgie sont de plus chargés de la garde des appareils chirurgicaux, qu'ils doivent toujours tenir prêts et garnis au moment de la visite.

CHAPITRE IV.

ÉCOLE PRATIQUE.

Cette institution, dont le principe est excellent et l'idée féconde, n'atteint malheureusement pas son but, pour deux raisons : l'insuffisance des avantages matériels qui y sont attachés, et la mauvaise distribution des récompenses. C'est ce que nous verrons en étudiant son organisation dont voici les principaux règlements.

I. — L'école pratique est composée à Paris de cent cinquante élèves.

II. — Ces élèves sont partagés en trois sections de cinquante chacune, et sont alors distingués en élèves de *première*, de *deuxième* et de *troisième* année.

III. — Les élèves de l'école pratique sont admis au concours. Ils n'y restent que trois ans au plus. A la fin de chaque année scolaire, les élèves de première année deviennent les élèves de deuxième année ; ceux de deuxième année deviennent les élèves de troisième, et ces derniers sortant sont remplacés par cinquante nouveaux, destinés à former la section des élèves de première année.

IV. — A la fin de l'année scolaire, les élèves de première et de deuxième année subissent *tous*, devant un jury nommé à cet effet, un examen composé de deux épreuves, savoir :

Une question sur une ou plusieurs des sciences médicales, à laquelle il faut répondre par écrit ;

Une question du même genre, à laquelle il est répondu verbalement.

Ces questions sont prises, pour les élèves de première année, dans les sciences médicales que l'on doit étudier pendant le cours des quatre premières inscriptions ; pour ceux de deuxième année, dans les sciences médicales qui doivent être étudiées pendant le cours des douze premières inscriptions.

Tout élève de première et de deuxième année qui ne subit pas cet examen, ou qui, au jugement du jury, n'y a pas satisfait, cesse de faire partie de l'école pratique.

V. — A la fin de l'année scolaire, un concours est ouvert pour les prix de l'école pratique.

VI. — Les cinquante élèves qui sortent chaque année de l'école pratique sont renouvelés par un concours qui s'ouvre au mois de novembre. — Ce concours nomme également aux places accidentellement vacantes dans les sections d'élèves de deuxième et de troisième année.

VII. — Les élèves n'ayant pas plus de *huit* inscriptions sont les seuls admis au concours pour la section des élèves de première année.

VIII. — Quant au concours pour les places accidentellement vacantes parmi les élèves de *deuxième* année, on n'y admet que les élèves inscrits et n'ayant pas plus de *douze* inscriptions.

IX. — Tous les élèves sans exception sont admis au concours pour les places accidentellement vacantes parmi les élèves de *troisième année*.

X. — Les épreuves du concours consistent :

Pour les élèves de *première année*, en une question écrite qui est la même pour tous les concurrents, et un examen oral, portant tous deux sur les sciences médicales qui doivent être étudiées pendant le cours des quatre premières inscriptions.

Pour les élèves de *deuxième année*, en une question écrite et un examen oral portant sur les sciences médicales qui doivent être étudiées pendant le cours des huit premières inscriptions.

Pour les élèves de *troisième année*, en une question écrite et un examen oral, portant sur les sciences médicales qui doivent être étudiées pendant le cours des douze premières inscriptions.

Telles sont les conditions à remplir pour faire partie de l'école pratique. En échange de ces concours, de ces exigences, quels sont les avantages que la Faculté offre aux élèves admis? Je le répète, ils sont nuls : à moins que l'on ne considère comme

une grande faveur la dispense de payer trente francs
pour les dissections, et le droit de suivre les manipulations chimiques, ainsi que les cours de MM. les
agrégés, droit que je ne sache pas que l'on refuse à
aucun élève de l'école pratique ou non. Mais,
dira-t-on, vous avez les prix, au nombre de six, et
de plus les mentions honorables…. Or, on se trom-
perait étrangement en pensant que ces récompenses
appartiennent aux véritables élèves de l'école pratique. Chaque année elles sont accaparées par cinq
ou six internes qui, après cinq à six ans d'étude,
viennent sans beaucoup de peine et sans beaucoup
de gloire assurément les disputer à des élèves de
troisième année.

Nous venons de voir, en effet, que tous les élèves,
sans exception, peuvent être admis d'emblée dans
la section de *troisième* année de l'école pratique.
Or, qu'arrive-t-il? C'est que d'anciens élèves, qui se
sont bien gardés jusqu'alors de paraître dans les
rangs de cette école, viennent tous les ans se glisser
parmi leurs jeunes condisciples juste à temps nécessaire pour leur enlever la récompense de leurs travaux. C'est là ce qui ruine l'institution de l'école
pratique, ce qui lui enlève sa force et son éclat, pa-
ralyse l'émulation des élèves, et ôte tout mérite et
tout honneur à des prix ainsi obtenus.

Les plus simples notions d'équité ne disent-elles
pas qu'on ne devrait admettre à concourir pour les
prix que les élèves qui auraient rigoureusement accompli leurs trois années d'école pratique, et qui,
par conséquent, se trouveraient dans les mêmes

conditions d'études? Encore faudrait-il ne recevoir en première année que les élèves qui auraient le même temps de scolarité, et non le même nombre d'inscriptions. De cette manière, on ferait de l'école pratique une institution forte, utile, fructueuse, un moyen d'émulation qui, stimulant le zèle des élèves, élèverait le niveau des études et tournerait au profit de tous.

Voici maintenant quels sont les règlements du concours pour les prix de l'école pratique.

I. — Le concours aura pour objet toutes les parties de l'enseignement médical dans les Facultés de médecine. Seront tenus de se présenter à ce concours, sous peine de perdre les avantages attachés à leur titre, tous les élèves de *troisième* année, quand même ils seraient déjà reçus docteurs. Pourront aussi y être admis les élèves de première et de deuxième année qui voudraient s'y présenter.

II. — Il y aura trois ordres d'épreuves :

1° Une réponse par écrit à une question qui sera la même pour tous les concurrents ;

2° Une réponse verbale, après un quart d'heure de préparation, à une question qui, autant que possible, sera aussi la même pour tous les concurrents ;

3° Des réponses verbales à une série de questions qui seront nécessairement les mêmes pour tous les concurrents.

III. — Les sujets des deux premières épreuves porteront spécialement, ou sur l'anatomie et la phy-

siologie, ou sur la pathologie externe et les opérations, ou sur la pathologie interne ; mais elles se
rattacheront en même temps, et le plus possible,
aux autres parties de la science médicale.

Les concurrents devront traiter chaque question
sous ses différents points de vue.

IV. — Les questions, pour la troisième épreuve,
seront au nombre de six, et porteront :

La première sur la physique et la chimie médicale.

La deuxième sur l'histoire naturelle médicale et
la pharmacologie.

La troisième sur l'anatomie et la physiologie.

La quatrième sur la pathologie externe, la clinique externe et les opérations.

La cinquième sur la pathologie interne, la clinique interne et la thérapeutique.

La sixième sur l'hygiène, la médecine légale et
les accouchements.

V. — Les deux premières épreuves seront soute-
nues par tous les concurrents.

Ceux d'entre eux que le jury aura jugés les plus
capables (et ce dernier nombre sera au moins du
tiers de celui des candidats) subiront seuls la troisième épreuve.

VI. — Le jury chargé de prononcer sur le mérite
des épreuves se composera de cinq membres désignés, chaque année, parmi les professeurs de la
Faculté.

VII. — Le nombre des prix est fixé ainsi qu'il suit :

Un premier grand prix, deux autres premiers prix, et trois seconds prix. Des mentions honorables pourront, en outre, être accordées d'après le nombre des concurrents.

VIII. — Le premier grand prix de la Faculté de Paris donne droit à la remise des frais de quatre inscriptions et à la gratuité complète des examens, de la thèse et du diplôme, montant ensemble à la somme de 515 francs ; plus à une médaille d'or de la valeur de 500 fr., et à des livres pour 100 fr. Total, 915 fr.

Les deux autres premiers prix donnent droit à la remise des frais d'examen, de thèse et de diplôme, montant à 315 fr. ; plus à une médaille d'argent et des livres, d'une valeur de 200 fr. Total, 515 fr.

Chaque second prix donne droit à la remise des frais de diplôme, montant à 100 fr.; plus à une médaille d'argent et des livres, d'une valeur de 150 fr. Total, 250 fr.

IX. — Les prix et mentions honorables sont proclamés, chaque année, dans la séance solennelle de rentrée.

Un rapport spécial est fait sur le mérite du concours.

La liste des candidats qui ont obtenu des prix ou mentions honorables est transmise avec le rapport à M. le ministre de l'instruction publique.

L'élève lauréat d'une Faculté ne peut concourir

pour les prix de l'école pratique dans une autre Faculté.

Les règlements que contiennent les quatre chapitres précédents s'appliquant également aux Facultés de médecine de Montpellier et de Strasbourg, nous croyons devoir, comme complément indispensable, faire connaître le personnel de ces deux écoles, qui comptent des professeurs distingués par leurs travaux et par leur enseignement.

ACADÉMIE DE L'HÉRAULT.

Faculté de Montpellier.

Doyen.

M. Bérard.

Professeurs.

Anatomie : M. Dubreuil (O.).
Physiologie : M. Lordat (O.).
Chimie médicale et pharmacie : M. Duportal.
Botanique, Histoire naturelle médicale : Ch. Martins.
Hygiène : M. Ribes.
Opérations et appareils : M. Estor.
Pathologie médicale M. Rech.
Pathologie chirurg. : M. Boyer.
Clinique chirurg. : MM. Bouisson, Alquié.
Clinique médicale : M. Fuster, M. ***.
Thérapeutique et matière médicale : M. Golfin.

Chimie générale et toxicologie : M. Bérard.
Pathologie et thérapeutique générales : M. Jaumes.
Médecine légale : M. René.
Accouchements, maladies des femmes et des enfants : M. Dumas.

Agrégés en exercice.

MM. Chrestien, Brousse, Parlier, Barre, Bourrely, Benoît, Quissac, Vergez, Lombard, Anglada, Lassalvy, Combal, Courty, Dupré, Bourdel.

Fonctionnaires.

Secrétaire agent comptable : M. Laurens.
Chef des travaux anatomiques : M. Courty.

Bibliothécaire : M. Kühnholtz.
Sous-bibliothécaire : M. Ch. An-
   glada.
Conservateur des collections :
   M. Jaumes.

Conservateur du jardin de bota-
   nique : M. Touchy.
Chef des travaux chimiques :
   M. Brousse.

ACADÉMIE DU BAS-RHIN.

Faculté de Strasbourg.

Doyen.

M. Coze (O.).

Professeurs.

Anatomie et anatomie patholo-
   gique : M. Ehrmann.
Matière médicale et pharmacie :
   M. Coze (O.).
Botanique et histoire naturelle
   médicale : M. Fée.
Accouchements et clinique d'ac-
   couchements : M. Stolz.
Pathologie et clinique médica-
   les : MM. Forget, Schützem-
   berger.
Pathologie et clinique chirurgi-
   cales : MM. Sédillot, Rigaud.
Physiologie : M. Kuss.
Chimie médicale et toxicologie :
   M. Cailliot.
Physique médicale et hygiène :
   M. Rameaux.
Médecine légale : M. Tourdes.
Médecine opératoire : M. Mar-
   chal.
Pathologie et thérapeutique gé-
   nérales : M. Stœber.

Professeurs honoraires : MM. Ma-
   zuyer, Bégin (O.).

Agrégés en exercice.

MM. Kayser, Bac, Strohl, Hirtz,
   Carrière, Lacauchie, Held,
   Joyeux, Kirschleger, Michel,
   Wieger.

Fonctionnaires.

Secrétaire-caissier : M. Boucher.
Chef des travaux anatomiques :
   M. Michel.
Chef de la clinique : M. Joyeux.
Prosecteur : M. Morel.
Conservateur et bibliothécaire :
   M. Kayser.
Aide-conservateur : M. Klée.
Aides de clinique : MM. Moye,
   Levy et Kayser.
Aide de botanique : M. Pru-
   naire.
Aide de chimie : M. Bierck.
Préparateur en chef de chimie,
   pharmacie et physique : M. Pé-
   choin.
Jardinier-botaniste : M. Muller.

CHAPITRE V.

I. — Les écoles préparatoires de médecine et de pharmacie sont établies dans les villes suivantes :

ACADÉMIE DES BOUCHES-DU-RHONE.

ÉCOLE PRÉPARATOIRE DE MARSEILLE.

Directeur : M. Sue.

Professeurs.

Chimie et pharmacie : M. Meynier.

Histoire naturelle médicale et matière médicale : M. Roberti.

Anatomie et physiologie : M. Martin.

Clinique interne : M. Girard.

Clinique externe : M. Coste.

Pathologie interne : M. Ducros.

Pathologie externe : M. Rousset.

Accouchements, maladies des femmes et des enfants : M. Villeneuve.

Matière médicale : M. Sue.

Médecine opératoire : M. Roux de Brignolles.

Professeurs adjoints : MM. Coste, Robert neveu et Serrier.

Chef des travaux anatomiques : M. Jourdan, professeur adjoint.

Suppléants : MM. Seux et Bertulus.

Nombre d'élèves inscrits : 48.

ACADÉMIE DU CALVADOS.

ÉCOLE PRÉPARATOIRE DE CAEN.

Directeur : M. Vastel.

Professeurs.

Anatomie et physiologie : M. Lechevalier.

Histoire naturelle médicale et matière médicale : M. Raisin ; suppléant : M. Lecœur.

Clinique interne : M. Lafosse.

Pathologie interne : M. Vastel.

Clinique externe : M. Lepres-
tre.

Pathologie externe : M. Lesau-
vage.

Accouchements, maladies des
femmes et des enfants : M. Le-
bidois.

Chimie médicale et pharmacie :
M. Durand.

Chef des travaux anatomiques :
M. Vuillier, professeur adjoint.

Secrétaire : M. Pellerin, professeur provisoire.

Nombre d'élèves inscrits : 40.

ACADÉMIE DE LA COTE-D'OR.

ÉCOLE PRÉPARATOIRE DE DIJON.

Directeur : M. Naigeon.

Professeurs.

Chimie : M. Sené.

Histoire naturelle et matière médicale : M. Lawalle.

Anatomie et physiologie : M. Paris.

Clinique interne : M. Salgues.

Pathologie interne : M. Gruère.

Clinique externe : M. Vallée
fils.

Accouchements, maladies des
femmes et des enfants : M.
Naigeon.

Cours de pharmacie : M. Vialla-
nes, chargé.

Cours de pathologie externe :
M. Lepine.

Professeurs suppléants : M. A-
gnély.

Chef des travaux anatomiques :
M. Chanut

Prosecteur : M. Villeneuve.

Nombre d'élèves inscrits : 26.

ACADÉMIE DU DOUBS.

ÉCOLE PRÉPARATOIRE DE BESANÇON.

Directeur : M. Villars.

Professeurs.

Anatomie et physiologie :
M. Tournier.

Pathologie interne : M. Foncin.

Pathologie externe : M. Ordinaire.

Clinique interne : M. Martin.

Clinique externe : M. Corbet.

Accouchements et maladies des
femmes et des enfants : M. Villars.

Chimie et pharmacie : M. Des-
fosses.

Histoire naturelle et matière médicale : M. Delacroix.

Hygiène et médecine légale :
M. Sauderet.

Professeurs suppléants : MM.
Hugon, Malcuisant et Monerot.

Chef des travaux anatomiques :
M. Briot.

Secrétaire : M. Martin, professeur.

Nombre d'élèves inscrits : 35.

ACADÉMIE DE LA HAUTE-GARONNE.

ÉCOLE PRÉPARATOIRE DE TOULOUSE.

Directeur : M. Ducasse.

Professeurs.

Chimie et pharmacie : M. Filhol.

Histoire natur. médic. : M. Noulet.

Matière médicale et thérapeutique : M. Dassier.

Anatomie et physiologie : M. Naudin.

Clinique interne : M. Bessière.

Pathologie interne : M. Dupré.

Clinique externe : M. Viguerie ;

suppléant : M. Charles Viguerie.

Pathologie externe : M. Roland.

Accouchements, maladies des femmes et des enfants : M. Ducasse.

Hygiène et médecine légale : M. Combes.

Professeurs adjoints : MM. Dieulafoy, Delaye, Duclos, Ressayre.

Chef des travaux anatomiques : M. Noguès.

Nombre d'élèves inscrits : 70.

ACADÉMIE DE LA GIRONDE.

ÉCOLE PRÉPARATOIRE DE BORDEAUX.

Directeur : M. Gintrac.

Professeurs.

Anatomie et physiologie : M. Pouydebat.

Pathologie externe : M. Costes.

Pathologie interne : M. Bonnet, adjoint.

Accouchements et maladies des femmes et des enfants . M. Barnetche.

Opérations et appareils : M. Brulatour.

Thérapeutique et matière médicale : M. Conilh.

Clinique médicale : M. Gintrac.

Clinique chirurgicale : M. Chaumet ; M. Pouydebat : professeur adjoint.

Chimie et pharmacie : M. Barbet.

Botanique et histoire naturelle médicale : M. Conilh.

Chef des travaux anatomiques : M. Dupuy.

Nombre des élèves inscrits : 38.

ACADÉMIE D'ILLE-ET-VILAINE.

ÉCOLE PRÉPARATOIRE DE RENNES.

Directeur : M. Duval.

Professeurs.

Chimie : M. Aussant.

Histoire naturelle et matière médicale : M. Pontallié.

Anatomie et physiologie : M. Duval.

Clinique interne : M. Pinault.

Clinique externe : M. Guyot.

Pathologie interne : M. Péchot.

Pathologie externe : M. Toulmouche.

Accouchements, maladies des femmes et des enfants : M. Godefroy.

Pharmacie : M. Destouches, chargé du cours.

Chef des travaux anatomiques : M. Robiou.

Professeurs suppléants : MM. Delacour, Leroux et Leconte.

Nombre d'élèves inscrits : 61.

ACADÉMIE D'INDRE-ET-LOIRE.

ÉCOLE PRÉPARATOIRE DE TOURS.

Directeur : M. Tonnellé.

Professeurs.

Chimie et pharmacie : M. Brame.

Histoire naturelle médicale et matière médicale : M. Leclerc fils.

Anatomie et physiologie : M. Thomas.

Clinique externe : M. Tonnellé.

Clinique interne : M. Charcellay.

Pathologie interne : M. Haime.

Pathologie externe : M. Herpin.

Accouchements, maladies des femmes et des enfants : M. Crozat.

Professeurs suppléants : MM. Hulin-Origet, Allain-Dupré, Millet, Duclos.

Chef des travaux anatomiques : M. Allain-Dupré.

Nombre d'élèves inscrits : 30.

ACADÉMIE DE L'ISÈRE.

ÉCOLE PRÉPARATOIRE DE GRENOBLE.

Directeur : M. Silvy.

Professeurs.

Histoire naturelle médicale et matière médicale : M. Aribert-Dufresne.

Anatomie et physiologie : M. Charvet.

Clinique interne : M. Robin.
Clinique externe : M. Chaurion.
Pathologie externe : M. Silvy.
Pathologie interne : M. Gras.
Accouchements , maladies des femmes et des enfants : M. Fournier.

Chimie et pharmacie : M. Leroy.
Chef des travaux anatomiques : M. Charvet.
Secrétaire : M. Silvy.
Nombre d'élèves inscrits : 84.

ACADÉMIE DE LA LOIRE-INFÉRIEURE.

ÉCOLE PRÉPARATOIRE DE NANTES.

Directeur : M. Fourré.

Professeurs.

Chimie et pharmacie : M. Pihan Dufeilley.
Anatomie et physiologie : M. Lafond.
Clinique interne : M. Thibeaud.
Pathologie interne : M. Sallion.
Clinique externe : M. Le Marchand.
Pathologie externe : M. Gély.
Accouchements , maladies des femmes et des enfants : M. Le Gouais.
Matière médicale et thérapeutique : M. Fouré.
Physiologie : M. Gély.
Histoire naturelle médicale : M. Delamarre.
Professeurs suppléants : MM. Hignard et Marcé.
Chef des travaux anatomiques : M. Mahot.
Nombre d'élèves inscrits : 56.

ACADÉMIE DE MAINE-ET-LOIRE.

ÉCOLE PRÉPARATOIRE D'ANGERS.

Directeur : M. Négrier.

Professeurs.

Chimie et pharmacie : M. Daviers.
Histoire naturelle médicale et matière médicale : M. Guépin.
Anatomie et physiologie : M. Jouvel.
Clinique interne : M. Bigot.
Pathologie interne : M. V. Laroche.
Clinique externe : M. Mirault.
Pathologie externe : M. Ouvrard.
Accouchements , maladies des femmes et des enfants : M. Négrier.
Professeurs suppléants : MM. Édouard Laroche, Castonnet.
Chef des travaux anatomiques : M. Farges.
Nombre d'élèves inscrits : 23.

ACADÉMIE DE LA MARNE.

ÉCOLE SECONDAIRE DE REIMS.

Directeur : M. Hannequin.

Professeurs.

Anatomie et physiologie : M. ***
Clinique médicale : M. Lan-
douzy.
Pathologie interne : M. Petit.

Clinique externe et médecine opé-
ratoire : M. Philippe.
Pathologie externe : M. Décès.
Accouchements : M. Panis.
Chimie et pharmacie : M. Mal-
dan.
Histoire naturelle et matière mé-
dicale : M. Hannequin.

ACADÉMIE DE LA MEURTHE.

ÉCOLE PRÉPARATOIRE DE NANCY.

Directeur : M. Ed. Simonin.
Professeurs.
Histoire naturelle et matière mé-
dicale : M. Planchon, profes-
seur titulaire.
Chimie et pharmacie : M. Blon-
dlot, professeur titulaire.
Anatomie et physiologie : M.
L.Parisot, professeur titulaire.
Clinique interne : M. Victor Pa-
risot, professeur titulaire.
Pathologie interne : M. De-
mange.

Clinique externe : M. Edmond
Simonin, professeur titulaire.
Pathologie externe : M. Béchet.
Accouchements, maladies des
femmes et des enfants : M.
Roussel, professeur titulaire.
Cours auxiliaire : MM. Béchet et
Demange, professeurs titulai-
res.
Chef des travaux anatomiques :
M.....
Nombre d'élèves inscrits : 22.

ACADÉMIE DU PAS-DE-CALAIS.

ÉCOLE PRÉPARATOIRE D'ARRAS.

Directeur : M. Leviez.

Professeurs.

Chimie et pharmacie : M. Das-
sonneville.

Histoire naturelle et matière médicale : M. Brégeaut.
Anatomie et physiologie : M. Le-
dieu.
Clinique interne : M. Mercier.

Pathologie interne : M. Leviez.
Clinique externe : M. Lestocquoy.
Pathologie externe : M. Trannoy.
Accouchements , maladies des femmes et des enfants : M. Dupuich.

Professeurs adjoints : M. Maurice.
Chef des travaux anatomiques : M. Leviez fils.
Nombre d'élèves inscrits : 50

ACADÉMIE DU PUY-DE-DOME.

ÉCOLE PRÉPARATOIRE DE CLERMONT.

Directeur : M Bertrand.

Professeurs.

Chimie et pharmacie : M. Bertrand.
Histoire naturelle médicale et matière médicale : M. Pourcher (Joseph).
Anatomie et physiologie : M. Sersiron.
Clinique interne : M. Achard-Lavort.
Pathologie interne : M. Peghoux.

Clinique externe : M. Fleury.
Accouchements , maladies des femmes et des enfants : M. Pourcher aîné.
Pathologie externe : M. Tixier-Coubeire.
Professeur adjoint : M. Nivet.
Professeur provisoire : M. Lecoq.
Suppléant : M. Aubergier.
Chef des travaux anatomiques : M. Aucler.
Nombre d'élèves inscrits : 30.

ACADÉMIE DU RHONE.

ÉCOLE PRÉPARATOIRE DE LYON.

Directeur : M. Sénac.

Professeurs.

Chimie médicale : M. Glénard.
Pharmacie : M. Davallon, professeur adjoint.
Histoire naturelle médicale : M. Imbert.
Matière médicale et thérapeutique : M. Montain.
Anatomie : M. Richard (de Nancy).

Physiologie : M. Bouchacour, professeur adjoint.
Clinique interne : M. Pointe.
Pathologie interne : M. Sénac.
Clinique externe : M. Bonnet ; M. Piétrequin, professeur adjoint.
Pathologie et thérapeutique générales : M. Brachet.
Médecine opératoire : M. Coirat, professeur adjoint.
Pathologie externe : M. Janson.

Accouchements, maladies des femmes et des enfants: M. Coirat.

Chef des travaux anatomiques : M. Foltz.

Nombre d'élèves inscrits : 81.

ACADÉMIE DE LA SEINE-INFÉRIEURE.

ÉCOLE PRÉPARATOIRE DE ROUEN.

Directeur : M. Couronné.

Professeurs.

Chimie et pharmacie : M. Morin.

Histoire naturelle médicale et matière médicale : M. Pouchet.

Anatomie et physiologie : M. Pillore.

Pathologie interne : M. Des Alleurs.

Clinique externe : M. Leudet ; M. Flaubert, professeur adjoint.

Pathologie externe : M. Godefroy.

Accouchements, maladies des femmes et des enfants : M. Couronne.

Clinique interne : M. Hellis.

Professeurs suppléants : MM. Caneaux, Clouet et Cressent.

Nombre d'élèves inscrits : 45.

ACADÉMIE DE LA SOMME.

ÉCOLE PRÉPARATOIRE D'AMIENS.

Directeur : M. Barbier.

Professeurs.

Clinique interne : M. Barbier.

Anatomie et physiologie : M. Tavernier.

Histoire naturelle médicale et matière médicale : M. Rigollot.

Accouchements, maladies des femmes et des enfants : M. Thuillier.

Pathologie interne : M. Alexandre.

Clinique externe : M. Josse.

Pathologie externe : M. Boucher.

Chimie et pharmacie : M. Pauquy.

Professeurs suppléants : MM. Fevez, Andrieu et Badieu.

Chef des travaux anatomiques : M. James.

Prosecteur d'anatomie : M. Bachimont.

Préparateur de chimie et d'histoire naturelle : M. Flament.

Nombre d'élèves inscrits : 37.

ACADÉMIE DE LA VIENNE.

ÉCOLE PRÉPARATOIRE DE POITIERS.

Directeur : M. Barilleau.

Professeurs.

Anatomie et physiologie : M. Orillard.

Clinique interne : M. Barilleau.

Pathologie interne : M. Jolly.

Clinique externe : M. Bas.

Pathologie externe : M. Gaillard.

Accouchements, maladies des femmes et des enfants : M. Bonnet.

Chimie et pharmacie : M. Malapert.

Histoire naturelle médicale : M. Pingault, fils.

Matière médicale et thérapeutique : M. Chevalier.

Chef des travaux anatomiques : M. De la Mardière.

Chef de clinique : M. Guignard.

Professeurs suppléants : MM. Cottard, Lorreau, Isnard.

Nombre d'élèves inscrits : 35.

ACADÉMIE DE LA HAUTE-VIENNE.

ÉCOLE PRÉPARATOIRE DE LIMOGES.

Directeur : M. Mazard.

Professeurs.

Chimie et pharmacie : M. Astaïx.

Histoire naturelle et matière médicale : M. Barny.

Anatomie et physiologie : M. Bardinet.

Clinique interne : M. Mazard.

Clinique externe : M. Thuillier.

Accouchements, maladies des femmes et des enfants : M. Sohet-Thibaud.

Pathologie interne : M. Bleynie, chargé du cours.

Pathologie externe : M. Delage-Montanceix.

Chef des travaux anatomiques : M. Dépéret-Muret.

II. — Les trois hôpitaux de marine de Brest, Rochefort et Toulon sont considérés comme écoles secondaires.

III. — La discipline des écoles préparatoires est la même que celle des Facultés. Pour y être admis, il faut avoir seize ans accomplis, savoir lire et écrire correctement en français, expliquer au moins les auteurs latins que l'on voit en troisième, et posséder les quatre règles d'arithmétique.

IV. — Les inscriptions sont prises dans les écoles préparatoires, comme dans les Facultés, c'est-à-dire par trimestre. Chacune d'elles coûte 35 fr.

V. — Les études dans les écoles préparatoires sont divisées en études de première, de seconde, de troisième et de quatrième année.

VI. — Les étudiants de *première année* sont tenus de suivre, pendant le semestre d'hiver, les cours de *chimie médicale* et de *pharmacie*, d'*anatomie* et les *dissections*; et, pendant le semestre d'été, ceux d'*histoire naturelle médicale* et de *physiologie*. Ils doivent en outre assister, à dater du mois d'avril, aux visites des hôpitaux, pour se familiariser avec les objets qui sont du ressort de la petite chirurgie.

VII. — Les étudiants de *seconde année* suivent en hiver l'*anatomie* et les *dissections*, la *pathologie* et la *clinique externes*; et, pendant le second semestre d'été, la *physiologie*, la *pathologie*, la *clinique externes*, et la *pathologie interne*.

VIII. — Les étudiants de *troisième année* assistent pendant l'hiver aux cours de *pathologie* et de *clinique externe* et de *pathologie interne*, et continuent à disséquer. Pendant l'été, il suivent les cours de *pathologie interne* et *externe*, de *médecine opératoire*, d'*accouchement* et de *clinique interne*.

IX. — Les étudiants de *quatrième année* sont tenus de suivre, pendant le semestre d'hiver, la *pathologie* et la *clinique internes*, et les *accouchements;* et, pendant le semestre d'été, la *médecine opératoire*, la *matière médicale* et la *clinique interne*.

X. — Tous les ans, à la fin d'août, les élèves ayant pris quatre, huit, douze ou seize inscriptions dans les écoles préparatoires de médecine, sont tenus de subir, sans frais, un examen de trois quarts d'heure sur la matière des cours qu'ils ont dû suivre, conformément au programme mentionné dans les articles précédents.

XI. — Les étudiants qui ont satisfait à ces examens reçoivent un certificat qui ne leur confère aucun grade, sur le vu duquel seulement ils peuvent être admis à prendre de nouvelles inscriptions dans les écoles préparatoires, et à échanger contre des inscriptions de Faculté celles qu'ils ont prises dans ces écoles. Le certificat à obtenir après examen est exempt de tous droits et délivré sous le visa du recteur.

XII. — Les élèves qui n'ont pas satisfait à ces examens peuvent, après un délai qui n'est pas moindre de trois mois, se présenter pour les subir de nouveau, et recevoir, s'il y a lieu, le certificat ci-dessus mentionné.

Chaque examen est fait par un jury composé de trois professeurs titulaires, adjoints ou provisoires, choisis par le recteur, sur la proposition du directeur de l'école, dans les séries d'enseignement correspondantes aux matières dudit examen.

CHAPITRE VI.

INSCRIPTIONS ARRIÉRÉES. — CONVERSION DES INSCRIPTIONS PRISES DANS LES ÉCOLES PRÉPARATOIRES ET DES INSCRIPTIONS D'OFFICIER DE SANTÉ EN INSCRIPTIONS POUR LE DOCTORAT DANS LES FACULTÉS. — VALEUR DES ÉTUDES FAITES DANS LES UNIVERSITÉS ÉTRANGÈRES.

Inscriptions arriérées.

I. — Lorsqu'un retard dans la prise régulière des inscriptions a eu lieu faute de moyens pécuniaires, la demande en récupération de ces inscriptions doit être adressée directement au doyen de la Faculté, accompagnée d'une déclaration des parents ou du tuteur de l'élève, certifiée et visée par le maire. Cette déclaration aura dû être déposée au secrétariat dans la quinzaine même où l'inscription devait être acquittée.

L'élève devra en outre joindre à cette déclaration, pour chaque trimestre, un certificat des professeurs dont il aura suivi les cours. Ce certificat doit être délivré à la fin du trimestre.

II. — Il n'est accordé aucune inscription pour les études libres à la Faculté, antérieures à la prise de la première inscription, lors même qu'elles seraient certifiées par des professeurs.

III. — Les inscriptions perdues par suite de refus aux examens, ou parce que l'élève ne s'y présente pas, ne peuvent être ensuite obtenues.

IV. — Les inscriptions prises dans une Faculté seront reçues dans les deux autres. L'élève qui quitte une Faculté pour aller étudier dans une autre doit se munir d'un certificat indiquant l'état de ses études.

Valeur des inscriptions prises dans les écoles préparatoires.

V. — La conversion de deux, trois, quatre ou cinq inscriptions d'une école préparatoire en inscriptions de Faculté n'aura lieu qu'autant que l'élève sera bachelier ès lettres. Si le nombre d'inscriptions d'une école secondaire est de six ou de plus, la conversion ne pourra se faire que sur la présentation des diplômes de bachelier ès lettres ou de bachelier ès sciences. L'élève doit présenter de plus ses certificats d'inscription et d'assiduité visés par le recteur et indiquant les sommes payées par lui.

VI. — Les sommes payées pour inscriptions aux écoles préparatoires entrent en déduction sur le prix de celles que l'élève peut prendre ensuite dans les Facultés.

Les huit premières inscriptions prises pendant deux ans dans une école préparatoire de médecine ont la même valeur, sous le rapport des études, que les inscriptions prises dans les Facultés. A partir de la neuvième, voici d'après quelle règle s'établit la conversion :

Pour	1 inscription	0	Pour	7 inscriptions	4
	2 —	1		8 —	5
	3 —	2		9 —	6
	4 —	2		10 —	6
	5 —	3		11 —	7
	6 —	4		12 —	8

Les inscriptions des écoles préparatoires se payent 35 fr. chacune.

VII. — L'élève qui fait convertir des inscriptions d'école préparatoire en inscriptions de Faculté n'acquitte le prix de ces inscriptions qu'au fur et à mesure des besoins qu'il en a pour subir ses examens.

VIII. — La demande en conversion des inscriptions d'école préparatoire en inscriptions de Faculté doit être adressée directement au doyen de la Faculté. En voici la formule :

MONSIEUR LE DOYEN,

Je vous prie de vouloir bien m'allouer les inscriptions auxquelles je puis prétendre, d'après ... trimestres d'études à l'école secondaire de...

Agréez, Monsieur le Doyen, etc.

L'élève qui sollicite cette conversion doit joindre à l'appui de sa demande, indépendamment de ses certificats d'inscription, une attestation qu'il a satisfait aux examens de fin d'année prescrits par les règlements.

Conversion des inscriptions d'officier de santé.

IX. — Les inscriptions prises comme aspirant au titre d'officier de santé sont comptées pour le doctorat quand il est justifié du grade de bachelier ès sciences. Il faut alors acquitter intégralement pour chaque inscription les 20 francs de différence entre celles qui ont été prises à titre d'officier de santé et celles qui l'ont été pour le doctorat.

X. — Le diplôme d'officier de santé n'est par lui-même d'aucune valeur pour tenir lieu d'inscriptions dans une Faculté, si les études qui ont servi pour l'obtenir n'ont pas été faites dans une Faculté ou dans une école secondaire.

Valeurs des études faites dans les universités étrangères.

XI. — Les études faites en pays étrangers sont assimilées aux études faites dans les écoles secondaires de France, en supposant toutefois qu'elles ont eu lieu dans des universités connues, et où il est notoire qu'il existe une instruction médicale complète.

XII. — Lorsque les certificats d'études dans une université étrangère sont présentés pour obtenir des inscriptions en échange, la Faculté en déduit les études des sciences élémentaires, dont la connaissance est exigée en France pour l'admission aux baccalauréats ès lettres et ès sciences. Il n'est ainsi alloué d'inscriptions que pour les études purement médicales.

Les candidats qui constateront, par certificats authentiques, qu'ils ont obtenu dans une université étrangère des grades équivalents, pourront adresser une demande en dispense des diplômes de baccalauréats ès lettres et ès sciences, à M. le ministre de l'instruction publique, qui en décidera en conseil général.

XIII. — Les docteurs en médecine ou en chirurgie, reçus dans des Facultés étrangères, qui désirent obtenir le même grade dans une des trois Facultés de France, sont tenus de subir *toutes les épreuves* du doctorat, c'est-à-dire les cinq examens et la thèse. —Pour obtenir leurs seize inscriptions, équivalentes aux quatre années d'études exigées pour le doctorat, ils devront faire preuve de six années d'études dans ces universités. Leur demande pour obtenir ces inscriptions doit être adressée au ministre de l'instruction publique.

CHAPITRE VII.

Dissections.

I. — Les dissections ont lieu dans six pavillons
désignés par les lettres A, B, C, D, G. H.

II. — Dans ces pavillons sont admis : 1° les professeurs particuliers d'anatomie ; 2° les élèves inscrits
à la Faculté. Le pavillon H est consacré à la préparation des cours des professeurs particuliers. Les
autres pavillons sont destinés aux travaux anatomiques des élèves.

III. — Les élèves de l'école pratique sont partagés
en deux séries. Chaque série est placée dans un des
pavillons A, B, C, D, sous la direction d'un prosecteur ou d'un aide d'anatomie qui prend le titre de
chef de pavillon. Celui-ci séjourne de midi à quatre
heures dans le pavillon qui lui est confié, et s'occupe
exclusivement, pendant ce temps, des élèves placés
sous sa direction.

IV. — Les autres élèves peuvent, sur leur demande et moyennant 30 fr. pour toute la saison, participer aux travaux des élèves de l'école pratique. Ils sont alors soumis aux mêmes règles et inscrits sur la liste d'un des chefs du pavillon. Ceux qui désirent disséquer seuls sont, comme par le passé, inscrits en séries de cinq.

V. — Chaque professeur particulier a droit à un sujet entier et à une ouverture par mois. Chaque chef de pavillon reçoit également un sujet entier et une ouverture par mois. Enfin les élèves inscrits en série sont servis dans l'ordre de leur inscription et lorsque leur tour arrive. Mais les cadavres ne leur sont distribués que sur la signature de quatre des élèves qui composent la série appelée.

VI. — A la distribution des sujets, l'appel se fait dans l'ordre suivant : 1° les services de l'école, 2° les professeurs particuliers, 3° les chefs de pavillon, 4° les élèves inscrits en série.

Prosecteurs, aides d'anatomie.

VII. — Les prosecteurs, au nombre de trois (1), sont chargés de seconder les professeurs d'anatomie et de médecine opératoire.

VIII. — Ils sont nommés au concours pour deux ans.

(1) MM. Broca, Follin, Verneuil.

IX. — Leur traitement est de 1,200 fr. pour les deux premiers, et de 700 fr. pour le troisième.

X. — Les aides d'anatomie , au nombre de quatre, secondent les prosecteurs, et les remplacent en cas d'absence ou de maladie. Sous le nom de chefs de pavillons, ils dirigent les élèves dans leurs dissections.

XI. — Ils sont nommés au concours. Leur traitement est de 500 fr. par an. Le titre de docteur et l'emploi de chef de clinique excluent du concours pour les places de prosecteurs et d'aides d'anatomie.

Chefs de clinique.

XII. — Les chefs de clinique ont pour fonctions de seconder les professeurs de clinique interne de la Faculté.

XIII. — Ils sont nommés par le doyen sur la présentation des professeurs de clinique. Leur traitement est de 600 fr. La durée de leurs fonctions est de deux années.

XIV. — Ils sont choisis de préférence parmi les jeunes docteurs qui ont été internes dans les hôpitaux, qui se sont le plus distingués dans leurs études et ont remporté les prix Corvisart, des hôpitaux ou de l'École pratique.

CHAPITRE VIII.

Prix Corvisart.

I. — Le prix d'encouragement fondé par le professeur Corvisart consiste en une médaille d'or de la valeur de 400 fr. Tous les élèves de la Faculté sont admis à concourir pour ce prix.

II. — Une question de médecine pratique est, au commencement de chaque année, proposée par les professeurs aux élèves des cliniques internes : les élèves doivent en chercher la solution exclusivement dans les faits qui se passent sous leurs yeux dans les salles de la clinique.

III. — Les élèves qui désirent concourir pour ces prix doivent, au commencement de chaque année, se faire inscrire à cet effet dans l'une des cliniques internes. Le professeur leur désigne un ou plusieurs numéros de lits, et l'élève doit recueillir les observations de tous les malades qui y sont successivement admis.

IV. — Du 15 août au 1er septembre de chaque année, chacun des concurrents remet au bureau de la Faculté 1° les observations recueillies au numéro du lit qui lui a été désigné ; 2° la réponse à la question proposée.

Un jury est chargé de présenter un rapport sur ces travaux, et de soumettre à la sanction de la Faculté les noms des concurrents qu'il juge dignes d'obtenir des médailles.

Prix Monthyon.

V. — Une médaille d'or d'une valeur de 400 fr. est accordée chaque année, par la Faculté de médecine de Paris, à l'auteur du meilleur mémoire sur la maladie qui a prédominé dans l'année précédente.

VI. — Les mémoires des candidats doivent être déposés au bureau de la Faculté avant le 1er août.

CHAPITRE IX.

I. — Pour être admis aux examens d'officier de santé, il faut avoir étudié :

1° Six ans sous des docteurs ;

2° Ou cinq ans dans un hospice ;

3° Ou quatorze trimestres dans une école préparatoire ;

4° Ou avoir douze inscriptions dans une Faculté ; ce qui suppose trois années d'études.

II. — Le diplôme de bachelier ès lettres n'est pas exigé des candidats appartenant aux trois premières catégories ; il est, au contraire, indispensable si le candidat prend ses inscriptions dans une Faculté.— Le prix de ces inscriptions est de 30 fr. chacune.

III. — Chaque année, dans le mois de septembre et d'octobre, un jury médical s'assemble au chef-lieu de chacun des départements, où cinq candidats au moins ont manifesté au préfet leur intention de se faire recevoir officiers de santé.

IV. — A Paris, à Montpellier et à Strasbourg, le jury se compose de trois professeurs de la Faculté siégeant dans ces villes.

V. — Dans les autres chefs-lieux de préfecture, le jury se compose de deux docteurs domiciliés dans le département, présidés par un professeur de Faculté et deux pharmaciens pour l'examen des candidats à ce titre.

VI. — Les départements sont répartis en circonscriptions de facultés, séparés en deux divisions pour chaque faculté. — Les présidents des jurys médicaux pour chaque circonscription sont :

Faculté de Paris,..............	MM. Adelon, Bérard.
Faculté de Montpellier........,	Rech, Boyer.
Faculté de Strasbourg.........	Tourdes, Stœber.

VII. — Lorsque le nombre des aspirants dans un département est de moins de cinq, les préfets accordent à ceux qui leur ont témoigné l'intention de se faire recevoir l'autorisation de se présenter au jury le plus voisin.

VIII. — L'élève qui se présente pour être admis aux examens doit être muni des pièces suivantes :

1° Un certificat en bonne forme de son temps d'études dans les écoles, ou de service dans les hospices, ou de pratique sous des docteurs ;

2° Son acte de naissance ;

3° Un certificat de bonne conduite du maire de la commune ou du chef de l'école.

IX. — Les examens sont au nombre de trois :
Le premier sur l'*anatomie*, comprenant la démon-

stration sur le squelette des questions adressées au candidat.

Le deuxième sur la *chirurgie* et les connaissances les plus usuelles de la *pharmacie*.

Le troisième sur les *éléments de la médecine*.

Outre les réponses verbales, le candidat doit traiter par écrit une question proposée sur un fait de pratique commune.

X. — Si le candidat est admis, il lui est délivré un diplôme signé par les trois membres du jury, et visé par le doyen et le secrétaire de la Faculté.

XI. — Les réceptions sont publiques : elles ont lieu dans l'enceinte des facultés ou dans une des salles de la préfecture.

XII. — Les frais des examens sont ainsi repartis :

Premier examen . . . 60 fr.
Deuxième 70
Troisième 70

Les candidats admis doivent en outre acquitter le droit de sceau de diplôme, qui est de 100 fr. pour le département de la Seine, et de 50 fr. pour les autres départements.

XIII. — Les officiers de santé ne peuvent exercer que dans le département où ils ont été examinés par le jury.

CHAPITRE X.

SERVICE DE SANTÉ DE L'ARMÉE DE TERRE.

L'armée, cette grande expression de la force publique, comprend, dans son organisation si remarquable, un corps de personnes destinées à concourir en
qualité d'experts à son recrutement pour en garantir
les conditions physiques et intellectuelles, à veiller
à l'entretien, à l'amélioration de la santé des hommes qui la composent, à combattre les maladies qui
peuvent atteindre ceux-ci, à traiter les blessures
dont ils peuvent être frappés, à intervenir dans
l'examen des droits aux diverses rémunérations pécuniaires que peuvent leur ouvrir les infirmités contractées au service ou qu'ils peuvent léguer à leurs
veuves et à leurs orphelins mineurs par une mort
résultant, soit de blessure reçue sur le champ de
bataille ou dans un service commandé, soit de
maladie endémique ou contagieuse hors d'Europe.
Ce corps est celui des médecins militaires. Constitué
régulièrement par un édit de Louis XIV, en date du
17 janvier 1708; en butte, depuis cette époque, à
des remaniements multipliés, dont, au grand détriment de l'armée, il a eu rarement à s'applaudir, il

est encore en ce moment l'objet d'un projet de loi fondamentale soumis à l'examen de la législature. Cette situation nous empêche d'entrer dans les détails et les développements nécessaires pour en faire connaître l'organisation, les attributions, les émoluments, les récompenses, toutes questions sur lesquelles le projet précité étend ses modifications. Nous dirons seulement que l'état des médecins militaires est assuré aux mêmes conditions que celui des officiers par la loi du 19 mai 1834.

Un décret présidentiel en date du 23 avril 1850 a prononcé la suppression des hôpitaux militaires d'instruction et de perfectionnement dans lesquels étaient admis avec le titre d'élèves, en vertu de l'ordonnance du 12 août 1836, les étudiants en médecine et en pharmacie qui se destinaient à la médecine, à la chirurgie ou à la pharmacie militaire. Ce décret n'a aucune disposition relative au recrutement ultérieur du corps. Mais un second décret en date du 9 août de la même année sous-entend que le corps médical de l'armée se recrutera parmi les docteurs en médecine reçus dans les facultés, et il établit que ces docteurs feront un stage d'une année à l'hôpital du Val-de-Grâce, qui devient *École d'application de la médecine militaire.*

Des conférences et exercices pratiques auront lieu, pendant la durée de l'année scolaire, à l'École d'application de la médecine militaire, d'après un programme qui sera arrêté par le Conseil de santé des armées et soumis à l'approbation du ministre de la guerre.

Ces conférences et exercices auront pour objet :

1º La clinique médicale ;

2º La clinique chirurgicale ;

3º Les opérations et appareils ;

4º L'hygiène, la médecine légale militaire et les règles administratives ;

5º Les manipulations de toxicologie et de chimie appliquée à l'hygiène.

Cinq professeurs sont chargés des conférences et exercices énumérés ci-dessus ; ils sont nommés pour la première fois par le ministre de la guerre sur une triple liste présentée par le Conseil de santé des armées, et ne portant que des professeurs attachés aux anciens hôpitaux d'instruction et de perfectionnement (1).

Il sera pourvu aux vacances ultérieures par la voie de concours dont les formes et conditions seront déterminées par un règlement.

Les dispositions de l'ordonnance du 16 septembre 1843, en vertu de laquelle il est alloué aux officiers employés comme professeurs dans les écoles militaires un supplément montant au tiers de la solde affectée à leur grade et à leur arme, sont applica-

---

(1) L'enseignement de cette école est ainsi composé :

MM. ALQUIÉ, *inspecteur hors cadre, directeur.*

MAILLOT, *Clinique médicale.*

LARREY, *Clinique chirurgicale.*

CHAMPOUILLON, *Hygiène, Médecine légale et règles administratives.*

LUSTREMAN, *Opérations et appareils.*

MOUNIER, *Anatomie des régions.*

POGGIALE, *Manipulations de Toxicologie et de Chimie appliquée à l'hygiène.*

bles aux membres du personnel de santé militaire chargés des fonctions de professeurs au Val-de-Grâce.

L'Ecole d'application de la médecine militaire, ainsi que le service médical de cet établissement, sont placés sous la direction d'un membre du conseil de santé des armées.

Ce directeur jouira d'un supplément de traitement de 1,500 fr. à titre de frais de bureau ; il devra loger au Val-de-Grâce.

Un règlement arrêté par le ministre de la guerre désignera ceux des officiers de santé faisant partie du cadre qui devront suivre les cours de l'Ecole d'application de la médecine militaire.

Un troisième décret, en date du 28 décembre 1850, a ajouté aux matières d'enseignement indiquées ci-dessus des conférences d'anatomie des régions.

Ces décrets n'ont point encore été mis à exécution en ce qui touche au recrutement, c'est à dire en ce qui peut intéresser les étudiants en médecine, et, selon toute probabilité, ils ne le seront point avant l'adoption de la nouvelle loi d'organisation (1). Aussi, le règlement annoncé n'a pas encore été promulgué.

(1) Pour connaître l'organisation et l'administration du service de santé ne l'armée antérieurement au décret du 23 avril 1850, on devra consulter les deux ouvrages suivants : *Aide-mémoire médico-légal de l'officier de santé de l'armée de terre*, par MM. Maillot et Puel. Paris, 1842, 1 vol. in-8. — *Etudes sur le service de santé militaire en France, son passé, son présent, son avenir*, par M. L. J. Bégin. Paris, 1849, in-8.

Nous devons donc, pour le moment, borner nos renseignements à ces indications générales, nous réservant de faire connaître plus tard, s'il y a lieu, les dispositions qui pourront être arrêtées.

CHAPITRE XI.

Le département de la marine possède un corps de médecins qui sont désignés par le nom générique d'*officiers de santé de la marine*. Cette expression, loin d'avoir l'acception qui lui est attribuée dans la vie civile, rappelle, avec beaucoup de précision, la situation de ces médecins dans l'organisation hiérarchique de la marine. Ils sont officiers au même titre que les officiers de vaisseau, des troupes de la marine, du génie, de l'administration, du contrôle ; ils sont *officiers de santé*, nommés par le chef du pouvoir exécutif, et soumis à la loi du 19 mai 1834, sur l'état des officiers, pour les peines disciplinaires, aussi bien que pour les avantages qui s'y trouvent définis.

Les difficultés du service de la navigation, les périls, les fatigues, les ennuis du métier de marin, souvent la persistance de l'indisposition nommée *mal de mer*, dont certaines personnes ne peuvent s'affranchir par l'habitude, l'obligation d'obéir à une discipline rigoureuse, l'insuffisance de la rémunération offerte, ont, de bonne heure, démontré la nécessité d'un recrutement spécial, s'opérant dans les ports, parmi des jeunes gens que des liens de famille, des intérêts de localité et une vocation décidée pour la marine, conduisent à rechercher une carrière qui donne toujours l'estime, souvent l'honneur, par exception la fortune.

C'est au règlement du 1er mars 1768 que remonte la création des écoles de chirurgie de la marine. Depuis cette époque, l'institution a progressé sans interruption, et fonctionne aujourd'hui avec succès.

Toutefois ce système d'instruction n'est point exclusif, et, pour l'épreuve définitive, pour le concours qui décide l'admission dans le corps des officiers de santé, tout élève, pourvu qu'il se trouve dans les conditions dont l'exposé va suivre, peut s'inscrire jusqu'à la veille du jour où les examens doivent s'ouvrir, quelle que soit l'école ou la faculté dans laquelle il ait fait ses études, quelle qu'ait été la durée de ces dernières. Il entre en lice avec les élèves de l'école de médecine navale, et les dispositions pour assurer l'impartialité des juges sont si bien combinées, que la supériorité du savoir l'emporte aussitôt qu'elle se révèle.

La dernière organisation du corps des officiers de santé de la marine est déterminée par l'ordonnance du 17 juillet 1835.

En voici les principales dispositions :

Le service médical dans les hôpitaux et arsenaux maritimes, sur la flotte, dans les colonies, dans les régiments d'artillerie et d'infanterie de marine, est fait par des officiers de santé de la marine.

Le tableau suivant indique les grades, l'assimilation et la solde des officiers de santé de la marine.

GRADES.	ASSIMILATION.		EN EUROPE.		AUX COLONIES	
	DANS LA MARINE.	PAR ANALOGIE avec l'armée.	SOLDE.	INDEMNITÉ de logement.	SOLDE	INDEMNITÉ de logement.
			fr.	fr.	fr.	fr.
Inspecteur général du service de santé...........	Contre-amiral	Général de brigade..	10,000	1,200		
Premier officier de santé en chef...............	Capitaine de vaisseau....	Colonel.............	5,000	940	7,500	1,920
Second officier de santé en chef.	Capitaine de frégate	Lieutenant-colonel ...	3,500	760	5,250	1,680
Professeur	Capitaine de corvette (1).	Chef de bataillon....	3,000	760		
Offic. de santé de 1re classe	Lieutenant de vaisseau..	Capitaine	2,400	360	4,200	720
— — 2e classe.	Enseigne de vaisseau . .	Lieutenant	1,800	240	3,600	480
— — 3e classe.	Aspirant de 1re classe. .	Sous lieutenant	1,200	240	2,400	480

(1) Par décret du 3 mai 1848, le grade et le titre de *capitaine de corvette* ont été supprimés, et les officiers de marine qui en étaient possesseurs ont pris ceux de *capitaine de frégate*; néanmoins, pour certaines assimilations dans le commissariat, le contrôle et le service de santé, le nom et le grade de capitaine de corvette ont été maintenus.

Parmi les chirurgiens de 1ʳᵉ classe, 40 dans les ports, 8 aux colonies, reçoivent, à titre d'ancienneté de grade, un supplément de 500 francs.

Lorsque les officiers de santé sont embarqués, leur solde d'Europe s'augmente d'un cinquième ; ils perdent l'indemnité de logement, mais ont droit à l'indemnité de table, qui est par jour de 2 fr. 25 pour les officiers de santé à la table de l'état-major, de 1 fr. pour les chirurgiens à la table des aspirants.

Indépendamment de ce supplément, ils reçoivent, en nature, la ration du marin embarqué.

Les indemnités de frais de route, de vacations, etc., auxquelles ils peuvent avoir droit, sont réglées selon le tarif qui concerne les officiers de vaisseau auxquels ils sont assimilés.

Le nombre des officiers de santé de tous les grades, tant en Europe que dans les colonies, s'élève à 577.

Des écoles de médecine navale sont instituées dans les ports de Brest, Toulon et Rochefort. Elles contiennent des collections fort intéressantes et les établissements nécessaires pour l'instruction des officiers de santé. L'école d'anatomie à Brest, par exemple, avec son musée, ses amphithéâtres, ses salles et cabinets à dissection, ne laisse rien à désirer. Des bibliothèques, des cabinets d'histoire naturelle, des jardins botaniques, des laboratoires de chimie, des cabinets de physique, sont à la disposition des officiers de santé et des étudiants.

L'enseignement est permanent, et s'adresse aussi bien aux élèves qu'aux officiers de santé, dont l'émulation est nécessairement excitée, puisque tout l'avancement en grade s'obtient par voie de concours.

D'après une ordonnance du 15 mai 1842, quatre années de services constatés, soit en qualité d'élève interne ou externe, soit en qualité de chirurgien ou de pharmacien entretenu ou auxiliaire, dans un des hôpitaux de la marine ou sur la flotte, comptent pour l'obtention gratuite des seize inscriptions prescrites pour prétendre au titre de docteur en médecine, ou pour les huit années de stage dans une officine, actuellement exigées des élèves en pharmacie.

Par l'ordonnance du 26 octobre 1847, a été rapportée la condition, précédemment imposée aux récipiendaires, de se vouer pendant quinze ans au moins au service de santé de la marine.

Quant à l'admission dans ce corps, l'art. 7 de l'ordonnance précitée s'exprime en ces termes :

« Nul ne sera admis à concourir pour le grade de « chirurgien de 3e classe s'il n'est âgé de 18 ans ré-« volus, ou s'il est âgé de plus de 23 ans ;

« S'il n'est exempt de toute infirmité susceptible « de le rendre impropre au service de la mer ;

« S'il n'est pourvu du diplôme de bachelier ès « lettres ;

« S'il ne justifie avoir satisfait à la loi du recrute-« ment, dans le cas où il aurait été appelé au ser-« service militaire, en vertu de cette loi. »

On ne peut mentionner que pour mémoire l'emploi d'élève interne ; il ne constitue pas un grade, et donne lieu simplement à une gratification de 300 fr. par an.

Par l'art. 6, il est spécifié que « les places d'of-
« ficiers de santé, chirurgiens ou pharmaciens de
« seconde et de troisième classe et celles de pro-
« fesseurs ne pourront être données qu'au con-
« cours, suivant l'ordre de priorité établi par les
« jurys médicaux, » (composés des membres du
conseil de santé, c'est-à-dire, des premiers et des
seconds officiers de santé en chef, auxquels se
réunissent les professeurs).

Les concours pour les places vacantes s'ouvrent
au mois d'avril et au mois d'octobre de chaque
année.

Pour être admis à concourir successivement pour
les grades de seconde et de première classe, il faut
compter, dans le grade immédiatement inférieur,
trois années de service, et au moins une année de
service effectif à bord des bâtiments de l'État.

Les examens pour les premiers grades d'officiers
de santé portent sur les matières indiquées ci-
après :

Pour l'emploi d'élève interne en chirurgie.

1er EXAMEN. — (Sujets à traiter verbalement.)

Énumération et description des régions de l'extérieur de
l'homme. Ostéologie. Énumération des viscères.

2e EXAMEN. — (Sujets à traiter verbalement.)

Règles générales des pansements, de l'application des bandages et opérations de petite chirurgie.

3e EXAMEN. — (Sujet à traiter par écrit.)

Principes de chirurgie.

Pour le grade de chirurgien de 3e classe.

1er EXAMEN. — (Sujets à traiter verbalement.)

Ostéologie, syndesmologie, myologie, angéiologie, position absolue et relative des viscères.

2e EXAMEN. — (Sujets à traiter par écrit.)

Éléments de minéralogie, de botanique et de zoologie.

3e EXAMEN. — (Sujets à traiter verbalement.)

Chirurgie élémentaire.
Application des bandages. } Théorie et pratique.
Pharmacie extemporanée.

4e EXAMEN. — (Sujet à traiter par écrit.)

Éléments de pathologie externe.

Pour l'emploi d'élève en pharmacie.

1er EXAMEN. — (Sujet à traiter verbalement.)

Organographie végétale.

2e EXAMEN. — (Sujets à traiter verbalement.)

Pharmacie extemporanée et description des appareils employés en chimie.

3e EXAMEN. — (Sujet à traiter par écrit.)

Éléments de chimie (corps simples non métalliques).

Pour le grade de pharmacien de 3e classe

1er EXAMEN. — (Sujets à traiter verbalement.)

Organographie et taxonomie végétales.

2e EXAMEN. — (Sujet à traiter par écrit.)

Éléments de chimie et de physique.

3ᵉ EXAMEN. — (Sujets à traiter verbalement.)

Pharmacie chimique et manuel d'une opération de pharmacie.

4ᵉ EXAMEN. — (Sujet à traiter par écrit.)

Pharmacie générale.

Le jeune homme qui désire se présenter dans les écoles de médecine navale, soit pour y étudier, soit pour participer aux concours ouverts pour le grade d'officier de santé de troisième classe, doit avoir dans la ville un correspondant qui l'accompagne devant le conseil de santé et se porte garant de sa moralité. Il doit être muni du diplôme de bachelier ès-lettres, de son acte de naissance, et, s'il est âgé de plus de vingt ans, des pièces qui établissent qu'il jouit de la qualité de Français et qu'il a satisfait à la loi sur le recrutement.

Le conseil de santé, après avoir examiné sa constitution physique, délibère et prononce sur son admission à suivre, comme élève, les cours de l'école. Dans le cas d'un avis favorable, les noms et prénoms du postulant et de son correspondant, ainsi que les renseignements nécessaires, sont inscrits sur une matricule. Il reçoit une carte d'élève, et se trouve soumis à la discipline de l'école. Mais, au préalable, il doit verser au trésorier de la commission chargée d'administrer les fonds de la bibliothèque la somme de 50 fr. destinée à l'entretien de celle-ci.

Une décision ministérielle a autorisé la mesure prise par l'initiative des conseils de santé en raison de laquelle des cotisations sont perçues pour l'achat des livres de la bibliothèque de chaque école. Le taux de ces cotisations est de :

Pour l'admission d'un élève. . . . . . . 50 fr.
Pour la nomination d'un officier de santé de 3e classe. 20
Pour la nomination d'un officier de santé de 2e classe. 30
Pour la nomination d'un officier de santé de 1re classe. 40

Pour la nomination d'un professeur. . . 50

Les peines disciplinaires prononcées contre les élèves ou étudiants sont : les arrêts simples à l'hôpital, les arrêts forcés, la réprimande devant le conseil de santé, l'expulsion de l'école.

Les élèves et les étudiants sont affectés aux différents services des hôpitaux ; leur présence, chaque matin à heure fixe, y est obligatoire ; ils sont tenus d'assister aux cours des professeurs et des officiers de santé en chef, et d'y répondre aux appels règlementaires. Dans les salles d'études, dans les amphithéâtres, etc., dans les salles de malades, ils sont soumis à l'autorité des prévôts et des officiers de santé de tous grades, auxquels ils doivent obéissance et respect. Toute infraction est immédiatement punie par le président du conseil de santé, auquel il en est rendu compte, et qui, lorsqu'il y a lieu, appelle le délinquant devant le conseil de santé pour qu'il reçoive la réprimande ou la notification de sa radiation des registres de l'école.

Par cet aperçu très-succinct, on aura une idée de

l'organisation des institutions médicales de la marine. Elles ne sont point parfaites, sans doute, et les défectuosités que l'on y observe ont été plusieurs fois signalées. Des modifications préparées avec lenteur, mais avec sagesse, porteront un remède et donneront au corps des officiers de santé de la marine l'éclat et les avantages dont ils sont dignes par leur dévouement au service. La base de leur organisation est excellente ; seule, elle peut fournir à la flotte des praticiens aussi instruits qu'expérimentés.

FIN.

TABLE DES MATIÈRES.

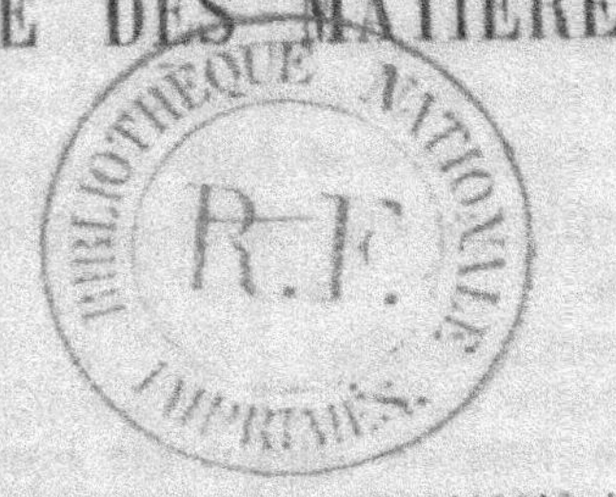

PREMIÈRE PARTIE.

SECONDE PARTIE.

EXPOSÉ DES RÉGLEMENTS UNIVERSITAIRES CONCERNANT LES ÉTUDES MÉDICALES.

FIN DE LA TABLE.